妇幼保健质量与安全管理
——妇女保健

主　　编　罗　荣

副 主 编　张国强

参编人员　（以姓氏笔画为序）

马麟娟　浙江大学医学院附属妇产科医院

白　晶　中国疾病预防控制中心妇幼保健中心

连臻强　广东省妇幼保健院

吴江平　南京市妇幼保健院

邹素文　广东省妇幼保健院

张迎春　湖北省妇幼保健院

张国强　广东省妇幼保健院

张学清　中国疾病预防控制中心妇幼保健中心

罗　荣　中国疾病预防控制中心妇幼保健中心

罗喜平　广东省妇幼保健院

周坚红　浙江大学医学院附属妇产科医院

胡　晨　南京市妇幼保健院

胡文玲　中国疾病预防控制中心妇幼保健中心

聂　岚　湖南省妇幼保健院

夏建红　广东省妇幼保健院

廖湘玲　湖南省妇幼保健院

组织单位　中国疾病预防控制中心妇幼保健中心

北京大学医学出版社

FUYOU BAOJIAN ZHILIANG YU ANQUAN GUANLI——FUNÜ BAOJIAN

图书在版编目（CIP）数据

妇幼保健质量与安全管理．妇女保健 / 罗荣主编．—北京：北京大学医学出版社，2020. 7

ISBN 978-7-5659-2203-9

Ⅰ．①妇…　Ⅱ．①罗…　Ⅲ．①妇女保健学－医药卫生组织机构－质量管理 ②妇女保健学－医药卫生组织机构－安全管理　Ⅳ．① R197.5

中国版本图书馆 CIP 数据核字（2020）第 096968 号

妇幼保健质量与安全管理——妇女保健

主　　编：罗　荣

出版发行：北京大学医学出版社

地　　址：（100191）北京市海淀区学院路 38 号　北京大学医学部院内

电　　话：发行部 010-82802230；图书邮购 010-82802495

网　　址：http：//www.pumpress.com.cn

E-mail：booksale@bjmu.edu.cn

印　　刷：北京瑞达方舟印务有限公司

经　　销：新华书店

策划编辑：董采萱

责任编辑：刘　燕　董采萱　　**责任校对：**靳新强　　**责任印制：**李　啸

开　　本：787 mm × 1092 mm　1/16　　**印张：**12　　**字数：**293 千字

版　　次：2020 年 7 月第 1 版　2020 年 7 月第 1 次印刷

书　　号：ISBN 978-7-5659-2203-9

定　　价：48.00 元

前　言

为加强医疗机构医疗质量管理，规范医疗行为，保障医疗安全，2016年国家卫生计生委颁布实施《医疗质量管理办法》。同年，三级和二级妇幼保健院评审标准与实施细则（2016年版）颁布实施，启动了新一轮的妇幼保健机构评审工作。新时期妇幼保健机构评审主题是质量、安全、管理、服务、绩效和职能，其核心是质量和安全。

中国疾病预防控制中心妇幼保健中心（简称妇幼保健中心）自2013年起开展妇幼保健机构质量与安全管理研究，为妇幼保健机构评审标准和实施细则的制定提供科学依据。本研究前期产出的《妇幼保健质量与安全管理——孕产期保健》和《妇幼保健质量与安全管理——儿童保健》分别于2015年、2019年正式出版发行，并在全国培训推广。本书是第三期研究产出。妇幼保健中心组织了广东、湖南、湖北、浙江省级妇幼保健院和南京市妇幼保健院的医院管理、妇女保健和医务科等科室专家参与，历经2年时间撰写了本书。

本书共分8章。第一章总则部分对医疗保健质量安全管理的基本概念、管理组织、重要内容和关键环节的质量安全管理、管理工具的使用等内容进行全面阐述；第二章至第八章各论部分分别对青少年保健、更年期保健、乳腺保健、妇科、计划生育服务、不孕不育服务、中医妇科质量与安全管理进行阐述。各论部分采用相同的写作框架，包括组织管理、人员管理、医学伦理、支持服务对象自我管理、服务过程管理与安全管理、诊疗信息管理以及案例分析等七部分内容。本书采用理论描述与案例分析相结合的撰写形式，内容上重点关注对人员的能力分级和授权管理，突出对医疗保健服务的过程管理，强调建立诊疗信息登记和统计分析。同时。各论部分每一章节都提供了正反两方面的案例，对经验和教训进行分析总结，供读者借鉴。

本书撰写过程中吸取了国内外质量安全管理的先进理念，同时遵循国内相关法律法规、专业技术规范和指南。对于目前国内尚没有技术规范和指南的内容，编者根据参与机构的日常工作和管理经验进行提炼，供大家参考。

本书撰写过程中得到西安交通大学附属第一医院李芬教授、国家卫生健康委科学技术研究所邹燕研究员、江苏省妇幼保健院蒋小青主任医师的大力支持，在此表示感谢！

编者

2020年2月

目　录

第一章　总　则

一、建立妇幼保健机构质量管理决策机制

（一）妇幼保健机构医疗保健质量管理

1．概念

医疗保健质量是指在现有医疗保健技术水平及能力、条件下，妇幼保健机构及其医务人员在临床诊断及治疗、保健服务过程中，按照职业道德及诊疗规范要求，给予就诊者医疗保健照顾的程度。

医疗保健质量管理是指按照医疗保健质量形成的规律和有关法律、法规要求，运用现代科学管理方法，对医疗保健服务要素、过程和结果进行管理与控制，以实现医疗保健质量系统改进、持续改进的过程。

2．妇幼保健机构质量管理任务

遵循妇幼卫生工作方针，建立妇幼保健机构质量管理体系，持续提高妇幼保健机构的服务质量，保证就诊者和工作人员的安全。

3．医疗保健质量管理的结构

医疗保健质量由3个层次构成，称为三级质量结构，即结构质量、过程质量和结果质量。

（1）结构质量：是由符合质量要求，满足医疗保健工作需求的各要素构成，是医疗保健服务的基础质量，如科室的规划设置、人员配备、设备设施等。

（2）过程质量：是指医疗保健全过程中的各个环节的质量，亦称环节质量。加强环节质量管理，实际是将管理的关口前移，在环节过程中消除各种不良因素，保证最终获得良好结果。如门急诊流程和住院流程的有效顺畅运转、运行病历质量、检验检查结果的及时性等。

（3）结果质量：又称终末质量，是医疗保健质量管理的最终结果，以数据为依据，综合评价医疗保健终末效果的优劣，发现并解决问题，如死亡率、重返类指标等。

（二）妇幼保健机构质量管理体系

1．质量管理体系

质量管理一般分为3个层面：决策层、控制层和执行层。质量管理体系是指在质量方面指挥和控制组织建立方针和目标并实现这些目标的相互关联或相互作用的一组要素。质量管理体系一般以过程管理为基础，主要由管理职责、资源管理、医疗保健服务实现和测量、分析与服务4个方面组成。可通过4个方面对其进行评价：①过程是否已被识别并适当规定；②职责是否已被分配；③规章制度、常规、规范、流程是否得到实施和保持；④在实

现所要求的结果方面，过程是否有效。

现代医院质量管理由行政管理和委员会管理共同构成，体现管理的决策、控制和执行 3 个层级，实行院、科两级管理。

（1）决策层：由机构党政领导班子和质量管理委员会组成，负责各类规范性文件的制定、发布和修订。院长是机构质量管理的第一责任人，在机构质量管理委员会中担任主任委员，负责机构整体质量与安全。同时，下设相关专业委员会，定期研究医疗保健质量管理等相关问题，记录质量管理活动过程，为院长决策提供支持。

（2）控制层：由职能部门组成，负责督促、检查、落实、评估规范性文件的执行情况及问题跟踪。委员会中的常设机构由指定职能科室承担，负责委员会休会期间各项工作的落实、监督，负责会议的组织、准备、议程制定、会务、资料整理工作，落实委员会的决策。

（3）执行层：由各业务科室科主任和科内质量管理工作小组组成，负责执行规范性文件和问题的改进。科主任是科室质量管理的第一责任人，担任科室质量管理工作小组组长，全面负责科室医疗保健质量管理工作，执行医疗保健质量与安全的管理和持续改进相关任务。

（4）行政管理架构（图 1-1）：内部运行以业务部门为核心，业务部门以服务对象为中心开展工作，行政部门对业务部门实施监督，保障部门为业务部门的高效运转提供支撑，整个行政管理以服务对象为中心进行运作。

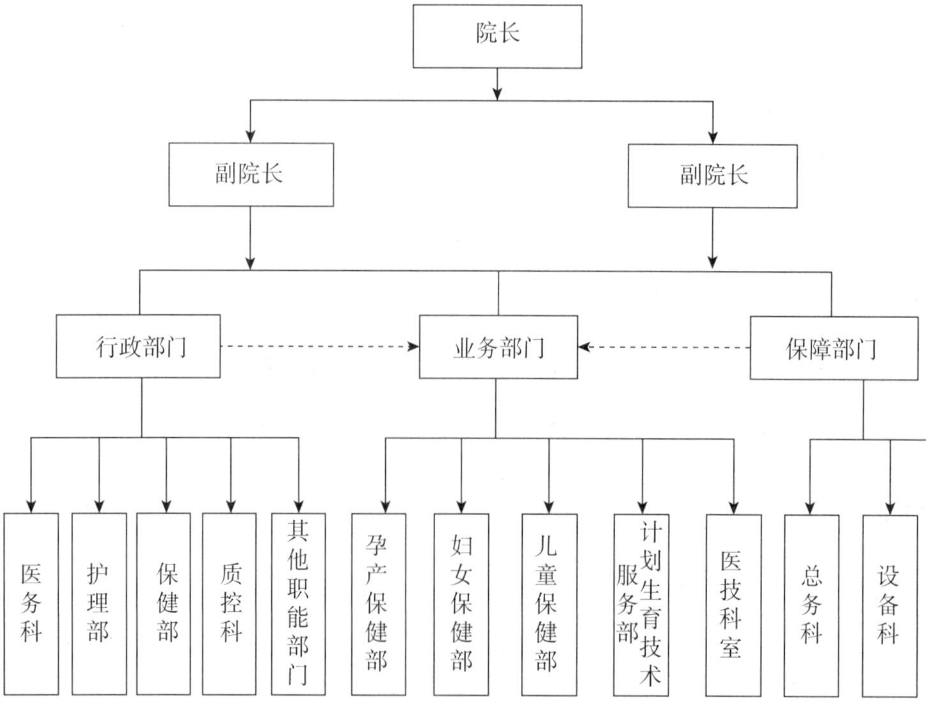

图 1-1　妇幼保健机构行政管理架构

（5）委员会管理架构：常见的委员会设置模式参见图 1-2。委员会常设机构根据各机构的特点进行设置。

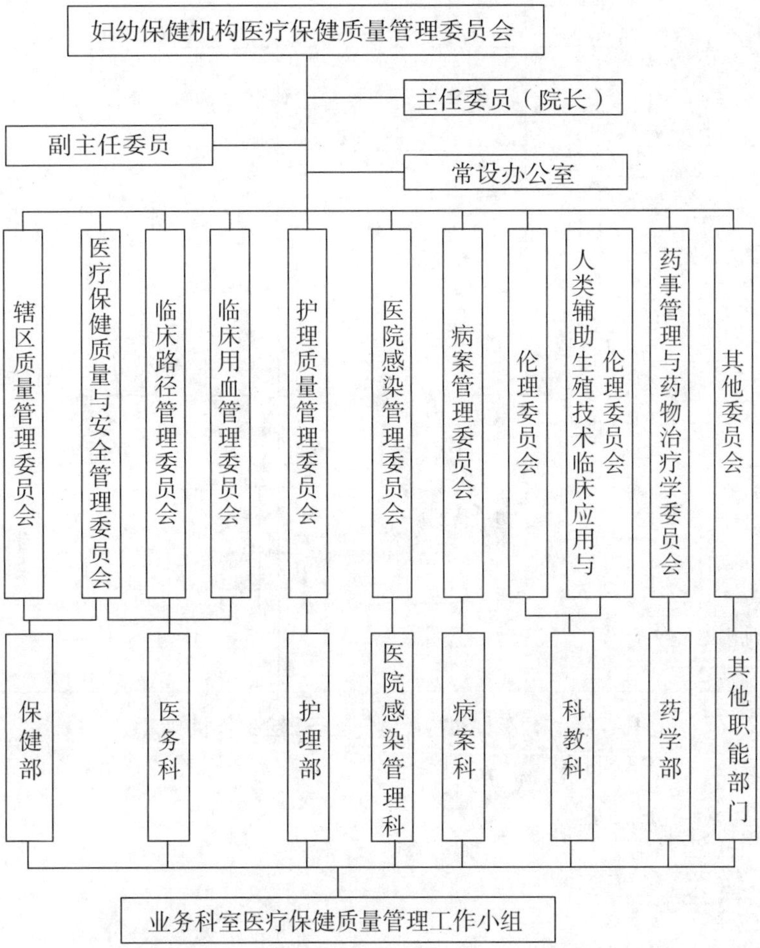

图 1-2 妇幼保健机构委员会管理架构

2．委员会运行机制

委员会的运行机制可以为：通常每季度召开一次会议，委员收集问题提交常设机构，由其整理后提交委员会会议，讨论形成决议，进行任务分派，由常设机构监督任务执行情况，并反馈给委员会。

委员会对所负责范围的事项进行审议，采用民主集中制原则进行决策，一般问题审议后即可生效实施，重大事项需提交院班子会讨论。在委员会休会期间，日常工作由常设机构负责。妇幼保健机构质量管理委员会运行机制流程见图 1-3。

二、设置质量管理组织，职责明确，同时建立多部门协作机制

妇幼保健机构的质量管理体系是建立质量方针和质量目标，并为实现这些方针和目标，所有相关事务相互联系、相互制约而构成的一个有机整体。它包括组织机构、管理职责、资源管理和过程管理等方面内容。

质量管理组织主要包括机构质量管理委员会、各相关委员会、质量管理部门、各职能

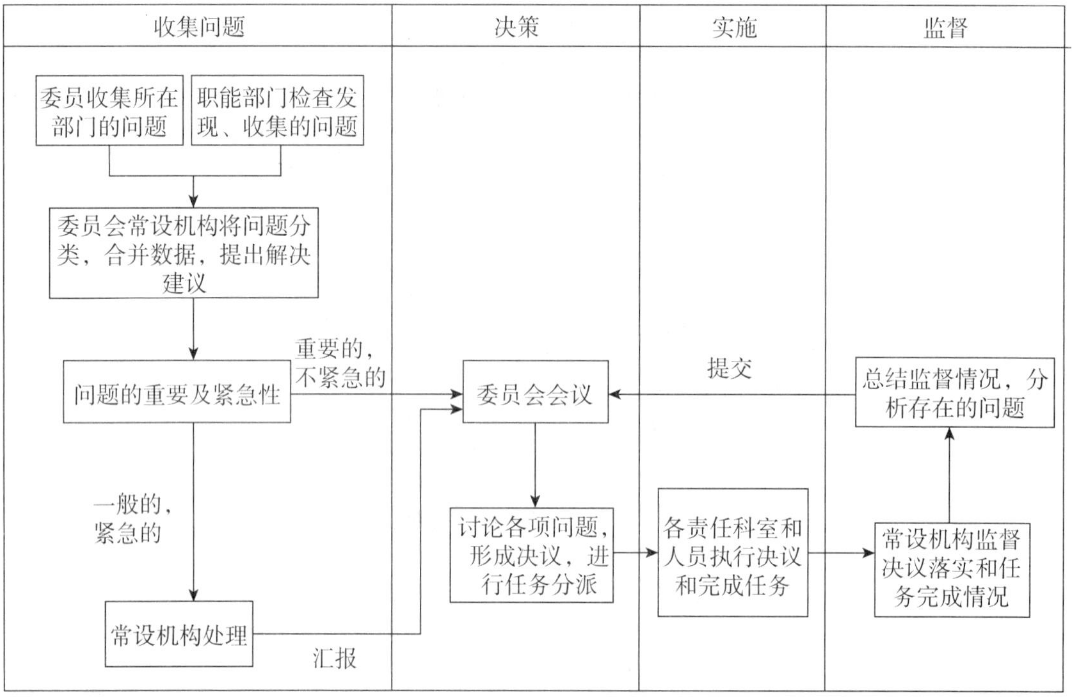

图 1-3　妇幼保健机构质量管理委员会运行机制流程

部门和科室质量管理工作小组等。

（一）委员会

质量管理委员会包括妇幼保健机构质量管理委员会及各相关专业委员会。妇幼保健机构质量管理委员会负责全院医疗保健质量的管理工作，同时指导各专业委员会工作。

各专业委员会主要包括医疗保健质量与安全管理委员会、辖区质量管理委员会、医院感染管理委员会、药事管理与药物治疗学委员会、病案管理委员会、临床用血管理委员会、护理质量管理委员会、临床路径管理委员会、伦理委员会、人类辅助生殖技术临床应用与伦理委员会等。

各委员会负责各自范围内的管理工作。委员会的人员构成要合理，职责要明确。一般通过委员会章程或工作制度来确定其人员组成、工作范围、职责、运行模式等。委员会都设有常设机构，负责日常运作，常设机构一般为职能部门。

根据《医疗质量管理办法》要求，二级以上的医院、妇幼保健院应当设立医疗质量管理委员会。医疗质量管理委员会主任由保健院主要负责人担任，委员由医疗管理、保健管理、质量控制、护理、医院感染管理、医学工程、信息、后勤等相关职能部门负责人及相关临床、保健、药学、医技等科室负责人组成，指定或者成立专门部门具体负责日常管理工作。《医疗质量管理办法》中的“医疗质量管理委员会”对应妇幼保健机构中的“医疗保健质量与安全管理委员会”，其中的“保健”指院内个体保健服务。医疗保健质量管理委员会的主要职责如下：

1．按照国家医疗质量管理和保健质量管理的有关要求，制订本保健院医疗保健质量管理制度并组织实施。

2．组织开展本保健院医疗保健质量监测、预警、分析、考核、评估及反馈工作，定期发布本保健院质量管理信息。

3．制订本保健院医疗保健质量持续改进计划、实施方案并组织实施。

4．制订本保健院临床新技术引进和医疗技术、母婴保健技术临床应用管理相关工作制度并组织实施。

5．建立本保健院医务人员医疗保健质量管理相关法律、法规、规章制度、技术规范的培训制度，制订培训计划并监督实施。

6．落实省级以上卫生健康行政部门规定的其他内容。

（二）职能部门

职能部门是指组织中对下属单位具有计划、组织、指挥能力的部门。部门设置遵循专业高效、目标一致、责权利一致、分工协作和科学管理等原则。妇幼保健机构中的职能部门根据管理需要和职能部门划分，可以设置医务科、保健部、护理部、质控科、医院感染管理科以及其他职能科室，执行相应的职能。二级以上的妇幼保健机构应设置单独的医院感染管理部门。

职能部门是整个质量管理组织中的控制层，由院长确定各部门职责，各职能部门有计划地对职责范围内的工作进行督导、检查、总结、反馈和提出改进措施，落实各项上级分派的任务，协调业务科室间的工作，向院领导反馈工作落实情况。职能部门要掌握并使用质量管理工具，善于发现问题、分析问题和解决问题。

（三）科室质量管理工作小组

科室质量管理工作小组是由科主任、护士长与质控人员组成的小组，负责本科室医疗保健质量和安全管理。科主任为第一责任人，接受各委员会和职能部门的工作指导，指定专人负责日常具体工作。科室质量管理工作小组人员要接受质量管理知识培训，具有相关质量管理技能。

科室质量管理工作小组的主要职责如下：

1．贯彻执行医疗保健质量管理相关的法律、法规、规章、规范性文件和本科室医疗保健质量管理制度，特别是严格落实首诊负责制度、三级查房制度、会诊制度、分级护理制度、值班和交接班制度、疑难病例讨论制度、急危重患者抢救制度、术前讨论制度、死亡病例讨论制度、查对制度、手术安全核查制度、手术分级管理制度、新技术和新项目准入制度、危急值报告制度、病历管理制度、抗菌药物分级管理制度、临床用血审核制度、信息安全管理制度 18 项核心制度。

2．制订本科室年度质量控制实施方案，组织开展科室医疗保健质量管理与控制工作。

3．制订本科室医疗保健质量持续改进计划和具体落实措施。

4．定期对科室医疗保健质量进行分析和评估，对医疗保健质量薄弱环节提出整改措施并组织实施。

5．对本科室医务人员进行医疗保健质量管理相关法律、法规、规章制度、技术规范、标准、诊疗常规及指南的培训和宣传教育。

6．定期召开科室质量控制会议，审议各项工作落实情况和监测指标达标情况，对问题有改进措施。

7．按照有关要求报送本科室医疗保健质量管理相关信息。

（四）制定诊疗团队的岗位职责，依法开展资质授权

1．明确诊疗团队岗位职责

根据科室情况设置并制定诊疗团队各岗位的岗位职责，明确各诊疗团队内部及团队之间的职责，做到分工明确又相互协作。职责的制定要求细化，尽可能量化，便于考核。

岗位职责分为两类：一是技术岗位职责，如主任医师、副主任医师、主治医师和住院医师的职责；二是工作岗位职责，如科主任、护士长、科室质量管理秘书、科教秘书、夜班、白班等的职责。

2．资质授权管理

机构各类人员要有资质与授权后才能从事相关的业务工作，如医师必须取得执业医师资格，护士必须取得执业护士资格。另外，对特殊资质及岗位还要进行资质评定与授权，如对手术医师的资格进行分级管理，对超声科医师开展产前诊断检查的资格认定，从事母婴保健技术服务人员必须取得“母婴保健技术考核合格证书”等。另外，护士的分级管理是授予护理人员不同权限的基本条件。

（1）授权范围：常见的医务人员资质授权管理范围如下文所述。

1）母婴保健技术。

2）处方授权（含普通处方、急诊处方、抗菌药物处方、麻醉和精神类药物处方）。

3）手术授权。

4）麻醉授权。

5）腔镜授权。

6）介入授权。

7）特殊检查授权，如产前诊断超声检查等。

8）危重患者高风险诊疗操作授权。

9）免疫规划。

10）信息系统操作以及其他需要授权的项目。

（2）授权对象：需要进行授权评估的对象包括新入职者、岗位变动者、权限变动者、权限到期者和表现不符合权限要求者。

（3）授权管理：职能科室是主要的授权管理部门，负责制定合适的资质授权程序，包含首次授权程序、再次授权程序、特殊授权程序和取消授权程序；负责制定和定期更新医务人员资质权限目录、授予标准、再授权标准及考核标准；审核并授予各级医务人员资质和权限，定期对各级医务人员进行能力评估及再授权；负责各授权相关资料的备案，并履行授权管理的监管职能。

科室建立医务人员资质、授权管理档案，不得开展禁止类技术，做好各级专业医师和专业技术人员的管理，定期开展相关知识培训，并建立医疗保健技术（含限制类技术）和高风险医疗保健技术档案，定期对医务人员的业务技能、工作质量、本职工作完成情况进

行评价、考核，对医务人员执业能力进行再评价，定期将相关资料上报备案。

（4）授权流程：见图 1-4。

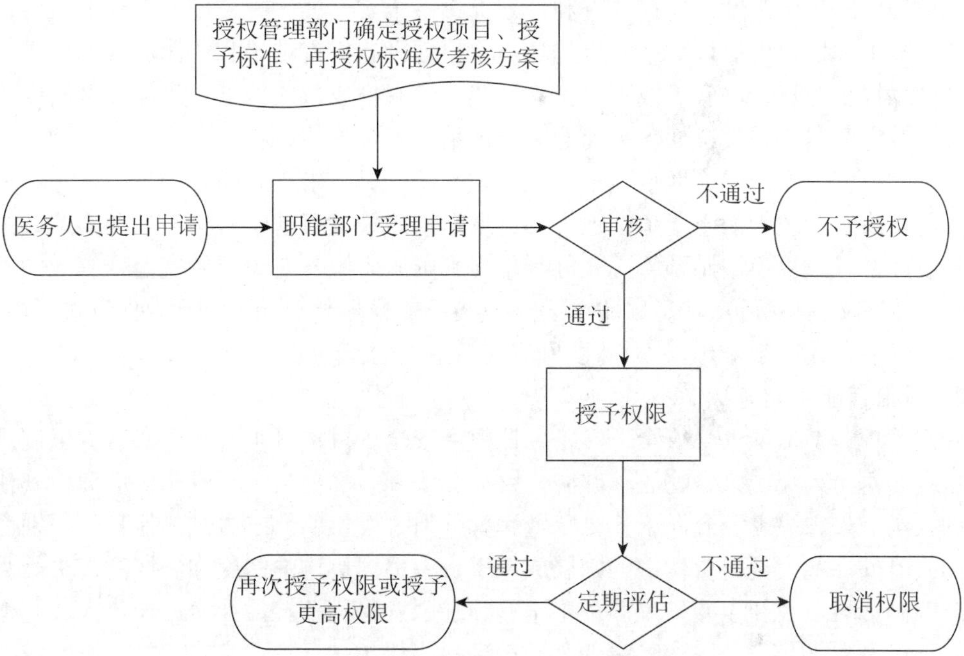

图 1-4　资质授权流程

（五）建立多部门协作机制

医疗保健质量管理涉及多个职能部门，如医务、保健、质控、护理、医院感染、病案、设备、后勤服务等部门，为有效地提高解决问题的效率，提高医疗保健质量，保障医疗安全，妇幼保健机构需要建立多职能部门的协作机制。

常见的协作机制有两种：一是协调会协作机制，以质量管理部门为主，其他职能部门积极参与。质量管理部门将收集到的问题整理分析，对简单的问题直接交由相应职能部门解决，对复杂的问题召集相关职能部门讨论，共同制定解决方案，分工执行，质量管理部门督导落实情况。二是委员会协作机制，如医疗保健质量与安全管理委员会，其委员来自各职能部门，定期召开会议，协商解决重大问题。

三、机构提供安全的设施和设备环境

除了具有良好的医疗保健诊疗技术外，机构应当为服务对象及其家属、工作人员及来访者提供安全、功能齐备、支持性的设施。通过有效地管理机构的物理设施、医疗和其他设备以及人员来降低、控制危害和风险，防范事故和伤害，保持安全的环境。培训工作人员，让其掌握如何监控、报告并处理潜在的风险。从以下几方面来保证医疗机构的环境安全：

（一）安全与保卫管理

1. 安全管理

制定并实施相应制度，通过检查和计划提供一个安全的物理设施，以降低风险，为患者家属、员工和探视者提供一个安全的环境。根据设施检查结果和法律法规的要求，机构制定制度并提出预算，以升级或更换关键系统、建筑物或组成部分。作为安全制度的一部分，机构制定和实施一次全面、主动的风险评估，确定可能存在伤害的区域。例如，可能带来伤害和危害的安全风险区域包括尖锐和破损的家具、未正确闭合的被服槽、破损的窗户、天花板渗水以及无消防通道的地方。记录定期的检查有助于机构设计和实施改进，为长期的设施升级或更换编制预算。充分利用现有资源为服务对象提供安全、有效的硬件环境，在工作区域粘贴醒目标识，对硬件进行防跌倒、防坠楼、防撞处理，保证机构内建筑、地面和设备不会对服务对象、工作人员和来访者造成危害。

2. 保卫管理

保卫管理一是保证人身安全，二是保证财产安全。机构必须有一个安全保卫制度，以确保机构的每个人免受人身伤害，并防止财产丢失和损坏。员工、机构供应商、其他机构规定的人员（如志愿者、合同工）要佩戴胸牌（临时或长期）或通过其他身份识别方法进行识别。另外一些人员与机构内的家属或探视者，根据机构的制度和法律法规进行身份识别。对限制区域以及新生儿护理区和手术室须加强安保与监控。儿童、老年人或其他无法保护自己或发出求救信号的弱势患者必须得到适当保护，远离危害。此外，僻静或隔离区域的设施和地面可能要求使用安防摄像头。

（二）有害物质管理

世界卫生组织（WHO）通过以下分类规定有害物质和废弃物：传染性、病理和解剖、药物、化学、重金属、压力容器、利器、遗传毒性/基因毒性、放射性。机构要编制有害物质和废弃物清单，包括物质名称、存放的数量和位置；制订和实施安全处理、储存和使用有害物质和废弃物的方法；制订和实施在使用、处理溢出或暴露于有害物质和废弃物时，正确使用防护设备的程序；正确标识有害物质和废弃物；严格按《医疗废物管理条例》和《医疗卫生机构医疗废物管理办法》及卫生行政部门的其他规定，机构安全地处理有害物质和废弃物，或与相关机构签订合同，确保有害物质和废弃物在专门的有害废弃物处理场所得到正确处理。

（三）灾害应急准备

根据机构的地理位置，明确各种主要的内外部灾害，如社区紧急事件、流行病暴发、自然灾害等各种危害、威胁和突发事件的类型、发生的可能性与后果，通过脆弱性分析，制订适合机构的应急预案，每年进行一次演练，并根据演练情况，制订并实施改进措施。

（四）消防安全管理

制订并实施消防安全制度，用于预防、早期发现、扑救、控制，以及从机构设施安全撤离等，以应对火灾或非火灾紧急事件。定期检查、测试和维护火警探测报警系统及灭火装置；经常培训工作人员；对机构内的易燃易爆物品要设置危险品仓库，统一规范管理，在使用场所只保有当天所需的用量；每年至少进行一次火灾安全演练，特别是新生儿科和手术室等重点部门。

（五）医疗设备管理

机构制订和实施相应制度，用于检查、测试和维护医疗设备，并记录结果。编制医疗保健设备清单，定期检查医疗设备，根据使用方法和要求测试医疗保健设备，做好预防性维护。

（六）公用设施管理

机构的公用设施包括配电、供水、通风和换气、医用气体、管道、供暖、废弃物处理系统以及通讯和数据系统。机构应当有一份完整的公用设施清单并绘制其分布地图，确定哪些设施对生命支持、传染控制、环境支持和通讯产生的影响最大。确保饮用水和电力全天候可用，建立备用水和电源，以便在相应设施出现中断、污染或故障期间使用。维护供水、配电和其他公用设施，降低运行故障的风险，保证7天 ×24小时饮用水和电力供应。有水电系统损坏、故障或出现水源污染时的紧急应对预案。

四、落实十大患者安全目标

（一）正确识别服务对象身份

1．严格执行查对制度，确保对正确的服务对象实施正确的操作和治疗。识别时应至少使用两种标识确认服务对象身份，如姓名、病案号、出生日期等，但不包括服务对象的床号或病房号。

2．在实施输血等关键治疗时，应采用双人独立核对识别服务对象身份的方式。

3．对术中服务对象以及有精神疾病、意识障碍、语言障碍等情况的特殊服务对象，应有身份识别标识（如腕带、指纹等）。

4．鼓励应用条码扫描、人脸识别等身份信息识别技术，但仍需口头查对。

5．加强新生儿身份识别管理。

（二）确保用药与用血安全

1．规范药品管理流程，对高警示药品、易混淆（听似、看似）药品有严格的贮存、识别及使用要求。

2．严格执行麻醉药品、精神药品、医疗用毒性药品、放射性药品等特殊药品，以及药品类易制毒化学品、抗肿瘤药物的使用与管理规范。

3．规范临床用药医嘱的开具、审核、查对、执行、点评制度及流程。制订并执行药物重整制度及流程。

4．建立和实施抗菌药物管理的诊疗体系和技术规范。

5．制订并严格执行静脉用药调配中心操作规范，以及审核、查对、安全配送制度与流程。

6．建立并严格执行储血、配血、发血、输血制度和流程，落实输血前指征评估和输血后效果评价，实行输血信息系统全流程管理。

用药安全要掌握三原则：了解、检查、询问。患者有意愿了解自己的用药，不了解的地方要询问医务人员或药学人员。医务人员要了解患者的用药情况，以及是否从其他医师处开了药，要了解患者对用药是否了解。

患者用药安全要掌握“五正确”：正确的药物、正确的剂量、正确的用药途径、正确的用药时间和正确的患者。

（三）强化围术期安全管理

1．制订并实施择期手术（包括日间手术）必要的术前检查与评估，加强围术期相关学科协作，强化术前、麻醉前病情评估及术后访视等制度的规范落实。

2．制订并实施统一的手术及有创操作的部位标识流程，由实施手术的医生标记手术部位，标记时应在服务对象清醒和知晓的情况下进行，并将其纳入术前核对流程予以执行。

3．建立手术安全核查及手术风险评估制度和流程，落实世界卫生组织手术安全核对表，并提供必需的保障与有效的监管措施。由术者、麻醉师、护士三方共同核查，实施“三步安全核查”，并正确记录。

（1）第一步，麻醉实施前：三方按“手术安全核查表”依次核对服务对象身份（姓名、性别、年龄、病案号）、手术方式、知情同意情况、手术部位与标识、麻醉安全检查、皮肤是否完整、术野皮肤准备、静脉通道建立情况、服务对象过敏史、抗菌药物皮试结果、术前备血情况、假体、体内植入物、影像学资料等内容。

（2）第二步，手术开始前：三方共同核查服务对象身份（姓名、性别、年龄）、手术方式、手术部位与标识，并确认风险预警等内容。手术物品准备情况的核查由手术室护理人员执行并向手术医师和麻醉医师报告。

（3）第三步，服务对象离开手术室前：三方共同核查服务对象身份（姓名、性别、年龄）、实际手术方式、术中用药和输血，清点手术用物，确认手术标本，检查皮肤完整性、动静脉通路、引流管，确认服务对象去向等内容。

在手术安全核查过程中，应当明确各方在 3 个步骤中的责任，明确核查引导人。

4．预防性抗菌药物选择与使用应符合相关规范。

5．加强围术期疼痛管理。

6．加强孕产妇安全分娩管理，落实世界卫生组织“安全分娩核查表”实践指南。

7．建立完整的标本采集、标识、运输、交接和报告制度，实现标本全流程可追溯管理。

（四）预防和减少健康保健相关感染

1．建立健全医院感染管理组织体系与制度，落实医院感染监控指标并持续改进。

2．提高医务人员手卫生依从性，为执行手卫生提供必需的设施和有效的监管。医护人员在临床诊疗活动中应严格遵循手卫生相关要求（手清洁、手消毒、外科洗手操作规程等）。医务人员在诊疗过程中必须遵循手卫生提出的 5 个重要时刻（即“二前三后”）：接触服务对象前、清洁 / 无菌操作前、体液暴露风险后、接触服务对象后、接触服务对象周围环境后。医务人员按六步或七步洗手法保证手卫生。

3．使用合格的无菌医疗用品，遵循无菌操作要求。确保安全注射。安全处理医疗废弃物。

4．建立抗菌药物管理和监测机制，制订多重耐药管理制度。

5．落实呼吸机相关肺炎、血管导管相关感染、导尿管相关尿路感染等器械相关感染的防控措施，加强相应感染监测与反馈。

6．开展手术部位感染目标性监控，落实相应预防措施。

（五）加强医务人员之间的有效沟通

1．建立医务人员间的有效沟通机制，规范信息交接流程，保障相关医疗照护措施落实到位。

2．加强跨专业协作，倡导多学科诊疗模式，为医务人员提供多种沟通方式和渠道，提升团队合作能力。

3．建立健全临床“危急值”报告制度，规范并落实操作流程。

4．建立不良事件自愿报告及强制性报告的制度和流程，倡导从错误中学习，构建公正的患者安全文化。

医疗安全（不良）事件（简称不良事件）是指在临床诊疗活动和医疗机构运行过程中，任何可能影响患者的诊疗结果、增加患者痛苦和负担并可能引发医疗纠纷或医疗事故，以及影响医疗工作正常运转和医务人员人身安全的因素和事件。根据对患者的影响程度分为四级：

（1）Ⅰ级事件（警讯事件、警告事件）：非预期的死亡，或是非疾病自然进展过程中造成永久性功能丧失。

（2）Ⅱ级事件（不良后果事件、差错事件）：在疾病医疗过程中因诊疗活动而非疾病本身造成的患者机体与功能损害。

（3）Ⅲ级事件（无后果事件、临界差错）：虽然发生了错误事实，但未给患者机体与功能造成任何损害，或有轻微后果而不需要任何处理可完全康复的医疗安全（不良）事件。

（4）Ⅳ级事件（隐患事件、未遂事件）：由于及时发现，错误在实施之前被发现并得到纠正，未造成危害的事件。

为做好不良事件报告管理，需做好以下几方面工作：

（1）领导班子重视，定期听取患者安全工作汇报，采取有效措施，着力改善患者安全。

（2）建立保健院不良事件报告平台，提供有效、便捷的报告途径，鼓励医务人员全员参与，自愿、主动报告患者不良事件、近似错误和安全隐患，同时保健院应制订强制性报告事项。

（3）对报告的不良事件进行收集、归类、分析、反馈。对严重事件有根本原因分析和改进措施，落实并反馈结果。

不良事件的报告基本流程见图 1-5。

5．合理配置人力资源，关注医务人员的劳动强度对患者安全的影响。

6．防范医院暴力，确保“安全的人员”在“安全的环境”中执行“安全的医疗照护”。保健院门卫室、各科室、重点要害部位要安装一键式报警装置，并与全院安全监控中心联网，确保发生突发事件时能及时通知保卫、保安人员，迅速处置。

7．定期梳理医患纠纷。定期对医患纠纷进行摸排，拉出清单，及时研判，特别要认真梳理未解决的医疗纠纷，做到逐件回顾、逐件分析、逐件解决、逐件总结。对摸排梳理中发现的有可能引发涉医案事件的相关人员要主动接触，充分发挥医疗纠纷人民调解的作用，

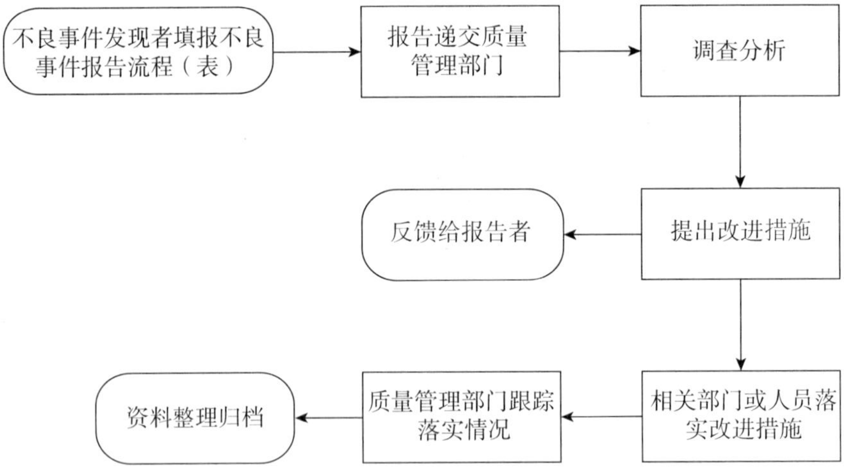

图 1-5 不良事件报告流程

及时化解纠纷或矛盾。院长办公室、医务、保卫等部门要建立涉医案事件联动机制，对尚未化解的医患纠纷要及时会商研判，对可能发生个人极端行为、风险程度高的科室要布置保卫力量重点值守、巡控，严防发生涉医案事件。在工作中发现的有可能造成现实危害的情况和可疑人员要及时报告属地卫生行政部门和公安机关。

（六）防范与减少意外伤害

1．加强高风险意外伤害人群管理，制订相关风险防范应急预案。

2．落实跌倒、坠床、压力性损伤、走失等意外事件的风险评估。

3．识别具有自我攻击风险的服务对象，评估自我伤害、拒绝饮食、自杀倾向等行为，制订相应防范措施和应急处置预案。

4．完善意外伤害的报告及处置流程，有效降低伤害程度，改进相关风险防范能力。

5．加强对服务对象及其家属意外伤害防范的教育。

（七）提升管路安全

1．建立管路安全的管理制度和风险评估流程。

2．建立管路事件的监测流程，及时处置管路事件，减少对服务对象的伤害。

3．建立管路事件的报告流程并鼓励主动上报，对管路事件的发生原因及时进行分析和改进，有效减少管路事件的发生。

4．落实非计划拔管风险防范措施，建立相应防范和处置预案，并进行有效演练。

5．加强对医务人员管路安全的培训，鼓励和教育服务对象及其家属主动参与管路安全管理。

（八）鼓励服务对象及其家属参与患者安全管理

1．提高医务人员对服务对象参与医疗照护过程重要性的认识，及时有效地与服务对象及其家属进行信息沟通。

2．为服务对象提供多种方式与途径参与医疗照护过程，协助其正确理解与选择诊疗方案。

3．鼓励服务对象及其家属主动参与服务对象身份识别、手术操作部位确认、输液输血、药物使用、服务对象转运等诊疗过程。

4．引导服务对象就诊时提供真实病情和相关信息，注重保护服务对象隐私。

5．为服务对象提供多种形式的患者安全教育培训，帮助和指导服务对象建立更好的健康意识，提升健康素养。

（九）加强医学装备安全与警报管理

1．建立医学装备安全使用与管理制度。确保急救和生命支持类设备的及时性、可用性和安全性。

2．建立医学装备安全使用的培训计划，加强对相关医务人员的培训和考核。

3．加强对医疗设备警报的管理，提升警报管理意识，制订警报设置制度和规范及警报响应和处置流程。

4．鼓励监测并上报医学装备相关不良事件，鼓励评价医学装备的安全性和有效性。

（十）加强电子病历系统安全管理

1．加强医院电子病历系统的安全等级管理。

2．加强对电子病历系统的培训，有效避免电子病历系统的使用错误。

3．加强电子病历系统的登录和使用者权限管理，强化服务对象隐私保护。

4．确保录入内容的标准、完整及准确，避免由于复制、粘贴所致的错误。

5．推行电子病历用药医嘱的闭环管理，建立电子病历用药医嘱知识库。有效应用电子病历信息进行医嘱合理用药规范化审核。

五、医学伦理和知情同意

（一）妇幼保健诊疗服务须符合医学伦理学要求

1．在诊疗活动中要遵循尊重、不伤害、有利和公正等医学伦理学的基本原则。

（1）尊重原则：是指医务人员尊重服务对象及其家属的人格和尊严，以及对服务对象自主性的尊重。内容主要包括尊重服务对象的生命、人格、隐私权、自主权及处理好相关的一些特殊问题。

（2）不伤害原则：是指医务人员在整个诊治行为中，无论动机或效果如何，均应避免对服务对象造成伤害。

（3）有利原则：是指将有利于服务对象的健康放在第一位并切实为其谋利益的伦理原则。

（4）公正原则：是指以形式公正与内容公正的有机统一为依据分配和实现医疗及健康利益的伦理原则，即具有同样医疗需要及同等社会贡献和条件的服务对象应得到同样的医疗待遇。

2．常见需提交伦理委员会讨论的医疗伦理问题　涉及以下内容的，在实施前要提交伦理委员会讨论并通过。

（1）涉及人体的药品临床试验、医疗新技术、新仪器设备、器官移植、人类辅助生殖技术、安乐死及限制类医疗技术。

（2）临床科研、教学医疗或其成果的医学伦理道德问题。

（二）履行告知，尊重服务对象的知情同意权

1．在有创操作、麻醉、输血、手术及产前诊断操作等实施前需进行必要性、风险、不良反应和并发症的告知，征得服务对象同意后再执行。

知情同意书模板要经伦理委员会审核批准后才能使用。在知情同意书中，医师的签名在前，患方的签名在后，时间要签署到分钟；凡是有改动或新增的地方，需要双方签名确认。

2．在诊疗活动中，医务人员要让服务对象或其近亲属、授权委托人充分了解其权利。

（1）将服务对象合法权益进行告知。

（2）尊重服务对象的知情选择权利，对服务对象或其近亲属、授权委托人进行病情、诊断、医疗保健措施和医疗风险告知的同时，能提供不同的诊疗方案。

3．应向服务对象或其近亲属、授权委托人说明病情及治疗方式、特殊治疗及处置，并获得其同意。说明内容应有记录。

（1）需要实施手术、特殊检查、特殊治疗的，应当及时向服务对象说明医疗风险、替代医疗方案等情况，并取得其书面同意；不宜向服务对象说明的，应当向服务对象的近亲属或授权委托人说明，说明内容应有记录，并取得其书面同意。

（2）服务对象或其近亲属、授权委托人签署“知情同意书”，“知情同意书”保留在病历中。

（3）医务人员应使用简明且服务对象易懂的方式、语言与服务对象及其近亲属沟通。

六、建立多学科会诊制度

妇幼保健机构主要以妇产科和儿科为主，其他专科薄弱，但疾病是复杂的，与全身其他器官有关，遇到疑难、危重患者时特别需要其他科室的支持。要充分发挥麻醉科、内科、外科、临床药师的作用，发挥医务质控的管理作用，举全院之力提高疑难、危重患者的救治能力，因此，要建立多学科会诊制度。该制度一般包括以下几方面内容：

（一）科室向医务处（科）提出院内多学科会诊申请

1．通常以下情况需要申请：①临床确诊困难（一般入院后超过5天不能确诊）或疗效不满意的疑难、危重、复杂的患者；②恶性肿瘤患者；③拟邀请院外专家会诊或院内多科室会诊（超过3个专业）的病例；④出现严重并发症的病例；⑤其他特殊情况。

2．除急危重症患者以外，至少提前一天申请。

3．科室做好会诊前的准备工作：告知家属并签署同意书，完成各种病历记录，完善各种检查。

（二）医务处（科）组织院内相关科室专家联合会诊

会诊专家可提前了解患者情况。会诊活动由医务处（科）主持，先由主诊科室医师向

专家组做详细病史介绍，专家集中讨论，必要时可现场问诊、检查患者，形成会诊方案。讨论结束后，专家组将会诊意见告知患者或家属，并解答其疑问。会诊结束后，专家组形成书面会诊意见书，一式两份，一份给患方，一份给医务处（科）留存。患者的后续处理由相应科室按会诊意见书执行。

七、投诉管理

（一）投诉管理的组织

1．依据《医疗机构投诉管理办法》，机构要有专门部门统一负责投诉管理日常工作，有医患纠纷的接待和处置程序。

2．各科室由科主任负责配合做好投诉处理工作，科主任不能参加时，必须指定专人负责。

3．通过各种形式，在显要位置公布投诉管理部门名称、地点、接待时间、联系方式及投诉电话，同时公布上级部门投诉电话。

（二）服务对象日常投诉管理流程

服务对象投诉管理流程见图 1-6。

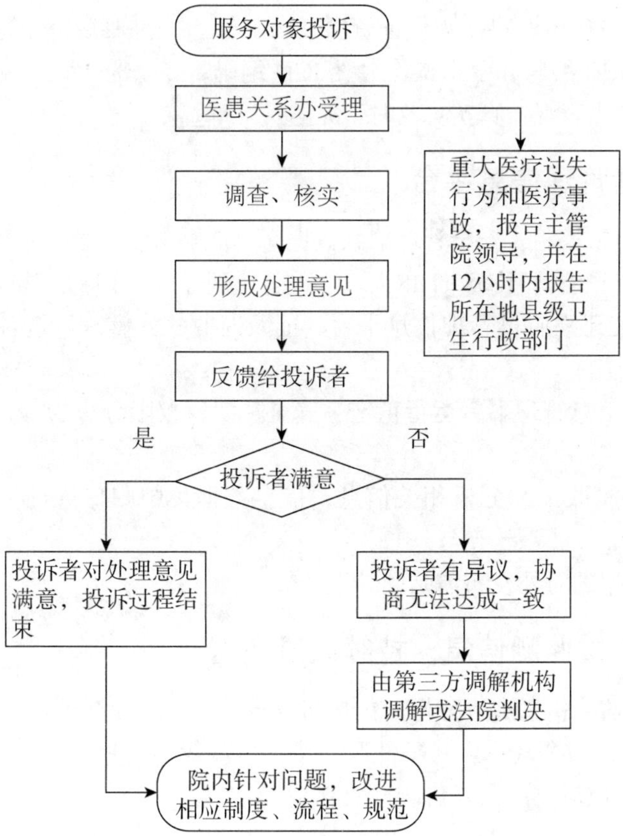

图 1-6　服务对象投诉管理流程

（三）投诉处理后的持续改进

投诉管理部门每月或每季度要对所有投诉进行整理、分析，查找现有医疗保健服务和质量管理体系中存在的问题，并分发给相关部门进行整改和持续改进。

八、医疗保健质量信息管理与质量监测

（一）明确纳入监测的医疗保健质量指标

医疗保健质量信息包括结构、过程和结果等质量信息，根据医疗保健业务情况设置质量监测指标。各个指标需要符合以下要求：

1. 明确定义。

2. 明确指标计算方法、计算公式，包括分子和分母的定义。

3. 明确数据采集的范围及数据来源。数据是客观、长期保存和可以复查的，一般要求数据来自病历资料。

4. 明确指标考核的频率。

5. 明确指标的用途。

（二）保证数据的可靠性

1. 对数据的采集、录入和分析有管理规范，对人员有培训，对数据有复核。

2. 数据主要来自病历资料。为保证资料的可靠性，一是要规范填写病案首页，采用全国统一的疾病分类ICD编码和手术操作分类ICD编码；二是为每一位服务对象书写并保存完整的病历，病历应当客观、真实、及时、完整、准确。

（三）有质量管理信息平台

建立医疗保健质量控制、安全管理信息数据库，能够对质量数据管理实时监测。

1. 基于医院信息管理系统（HIS）、实验室管理系统（LIS）、影响归档和通信系统（PACS）等信息系统建立质量管理信息平台，能及时收集、整理、统计、上报质量管理所需数据。

2. 要保证质量信息管理平台运行稳定、安全，实行权限分级管理，保障信息安全，保护服务对象隐私。

3. 指定部门负责收集和分析相关信息，信息数据集中归口管理，方便管理人员调阅使用。

4. 质量管理数据的对外发布需院领导批准。

（四）分析质量监测信息，持续改进质量

1. 定期对质量监测信息进行分析，包括与自身、外部和标准进行比较。

2. 对监测数据、安全（不良）事件、差错、事故等信息使用质量管理工具进行分析，并根据分析结果进行质量改进及评价改进效果。

九、服务对象满意度监测

（一）院内服务对象满意度调查

1．成立服务对象满意度调查小组

成立服务对象满意度调查小组并明确职责。

2．调查方式

调查方式主要有问卷调查、电话回访、现场访谈和家庭访视。

3．调查频率

调查频率为每月 1 次。

4．结果反馈和持续改进

每月分析调查情况，将存在的问题反馈给相关科室用于改进。

5．服务对象满意度调查质量指标

（1）已出院服务对象对医疗服务满意度≥ 90%。

（2）服务对象、医师与护理人员对检验检查及药学部门服务满意度≥ 90%。

（3）出院后随访完成率≥ 80%。

（二）院外第三方机构服务对象满意度调查

由院外第三方机构独立对妇幼保健机构的服务对象进行满意度调查，其调查结果提供给妇幼保健机构进行质量持续改进。

十、风险管理

（一）风险及风险评估

1．基本概念

风险是指为服务对象、探视者及工作人员提供有质量的医疗服务和安全环境时，能力效果的不确定性。医疗风险是指存在于整个诊疗过程中的可能会导致损失和伤残事件的不确定性和可能发生的一切不安全事件，如医疗事故、医疗差错、医疗意外及并发症等，其特点是客观性、损失性和不确定性。

将风险降到可接受的范围而采取的一系列措施和行为，称为风险管理。

2．风险评估

风险的识别一般采用风险评估量表，从事件发生的可能性与可能的后果两个维度进行评估（表 1-1 至表 1-3）。

表1-1 事件发生可能性的定性量度

等级	描述词	描述
5	几乎肯定	预期在大多数情况下发生
4	很可能	在大多数情况下很可能发生
3	可能	在某个时间可能发生
2	不太可能	在某个时间不一定能够发生
1	罕见	仅在例外的情况下可能发生

表1-2　后果严重程度的定性量度

等级	描述词	描述
1	无关紧要	无伤害，协商可以解决，几乎无经济损失
2	较小	经科室处理得到控制，经济损失较小
3	中等	后果严重，中等经济损失
4	较大	后果非常严重，较大经济损失
5	灾难性	后果极为严重，死亡或永久性伤残，巨大的经济损失

表1-3　风险评估分析矩阵——风险程度评分

可能性	后果				
	1（无关紧要）	2（较小）	3（中等）	4（较大）	5（灾难性）
5（几乎肯定）	5	10	15	20	25
4（很可能）	4	8	12	16	20
3（可能）	3	6	9	12	15
2（不太可能）	2	4	6	8	10
1（罕见）	1	2	3	4	5

注：15 ~ 25 分为极度风险（E），要求立即采取措施。
8 ~ 12 分为高度风险（H），需要高级管理部门注意。
4 ~ 6 分为中等风险（M），必须规定管理责任。
< 3 分为低风险（L），用日常程序处理。

3．风险来源

妇女保健主要风险来源如下：

（1）异位妊娠导致大出血等。

（2）抗生素的不合理应用。

（3）手术操作风险。

（4）服务对象对诊疗、保健服务的依从性不足。

（5）医务人员不足、工作量超负荷。

（6）当前医疗水平同服务对象的期望值存在差距。

4．风险管理

妇女保健的风险管理主要是做好风险识别，将管理关卡前移。妇女保健的风险管理一般分成三大块：

（1）异位妊娠风险管理。

（2）诊疗、保健服务依从性风险管理。

（3）围术期质量管理。

（二）应急管理

应急管理是在紧急状况发生或预测发生时，确切知道要针对性地去做什么，并采用最好、最经济的管理方法去应对。其本质是在总结吸纳各种应急处置实践经验的基础上，通过总结归纳和分类梳理，从大量不确定因素中寻找具有重复性、共通性、程序性的规律，建立和完善相应的组织体系、运转机制和法规制度，进而全面提高防范突发事件风险和快速处置的综合能力。

应急：一是“应”，即响应、应对；二是“急”，指时间长短，越短代表应急能力越强。

应急管理要重点抓 3 个能力的建设：一是时间能力，也就是快速，从发生紧急情况到启动应急预案（措施）的时间越短，表明时间能力越强；二是响应能力，要做到人、物和策略能响应；三是管理能力，要做到人不乱、物能调和科学施救。要做好 3 个能力的建设，需针对特定事件建立应急预案并经常演练和持续改进。

针对妇女保健的主要风险，除了日常的风险管理外，机构必须建立急诊绿色通道及针对特定风险制订应急预案，如异位妊娠、卵巢囊肿破裂或蒂扭转等急危重患者抢救预案，以及针对火灾、停水、停电、停氧、患者丢失等应急预案，以在风险发生时消除或控制风险。

1. 急诊绿色通道

急危重症患者是急诊患者中发病最急、病情最重、变化最快、危险性最大、死亡率最高、发生医疗纠纷最多的患者群体。急诊绿色通道就是医疗机构为急危重症患者提供快捷高效服务的系统。

为提高患者的抢救成功率，应制订规范、科学的绿色通道管理制度，从绿色通道的三大要素（人员保证、设备保证、基本设施保证）入手，做好绿色通道的建设。为抢救患者争取时间，提高急危重症患者的抢救成功率，提高医务人员的急救意识和综合素质。

（1）急诊绿色通道救治范围：需要进入急诊绿色通道的患者是指所患疾病可能在短时间内（< 6 小时）危及生命者。常见疾病包括但不限于以下情况：

1）异位妊娠、卵巢囊肿破裂或蒂扭转等重点病种。

2）其他各种危重症需立即抢救患者，包括“三无”人员（无姓名、无家属、无经费）。

由于妇幼保健机构的专科局限性，遇到急危重症患者的抢救时要举全院之力，协调多学科参与到抢救活动中，同时对于超出抢救能力的患者，在允许转运的情况下要尽快转院救治。

（2）急诊绿色通道的程序：患者入急诊科就诊，分诊护士判断为急危重症后，直接将患者送入抢救室，同时通知医师。护士在 5 分钟内完成患者合适体位的摆放，给予吸氧，进行生命体征监护，建立静脉通道，采集血液标本（常规、生化、凝血和交叉配血标本），建立患者抢救记录。首诊医师询问病史、查体，迅速判断影响生命的主要因素，下达抢救医嘱。在抢救情况下可下达口头医嘱，由护士复述、医师确认，执行并记录。医师决定患者是否进入急诊绿色通道，并上报医务处（科）（非上班时间报总值班人员）。

1）患者一旦进入绿色通道，实行“先救治后挂号，先抢救后交费”。

2）会诊的专科医师要求在 10 分钟内到达。

3）专科医师在进行急会诊时，急诊医师需陪同并介绍病情，专科医师应向急诊医师说明专科处理意见。确定收入院患者，应优先入院抢救，由专科医师负责将患者转送到指定场所，如手术室、ICU 或病区。

4）经急诊医师评估，患者病情危重需要紧急施行抢救手术的，按急诊手术流程施行。

5）所有急危重症患者的诊断、检查、治疗、转运必须在医师的监护下进行。

6）急诊绿色通道患者的检验和检查采用绿色通道专用申请单，各相关科室优先办理，在规定的最短时间内完成检查治疗项目并及时反馈检查结果，血库及时提供急救用血，麻醉科做好手术准备，各科室做好相应诊疗、检验检查项目的登记。

（3）急诊绿色通道流程：见图 1-7。

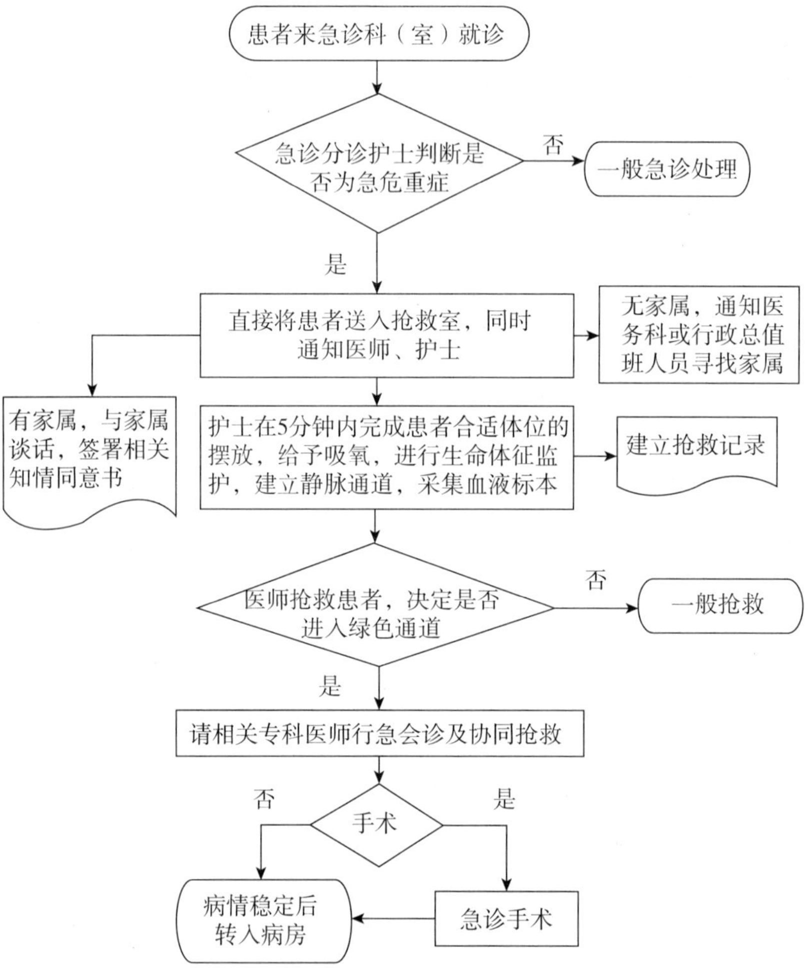

图 1-7 急诊绿色通道流程

2．重点病种急危重症急诊服务流程

对异位妊娠、卵巢囊肿破裂或蒂扭转等重点急危重症病种有急诊服务流程与规范，明确抢救时限（如异位妊娠急诊服务流程，见图 1-8）。

3．急危重患者抢救预案

急危重症患者的抢救必须争分夺秒，才能赢得时间，赢得生命。因此，制订急危重症患者抢救预案十分重要，它可以明确急危重症患者抢救的要求与流程，提高抢救工作效率和质量。

（1）适用范围：

1）重症患者情况突然恶化，经科室组织科内医护人员采取积极措施抢救无效者。

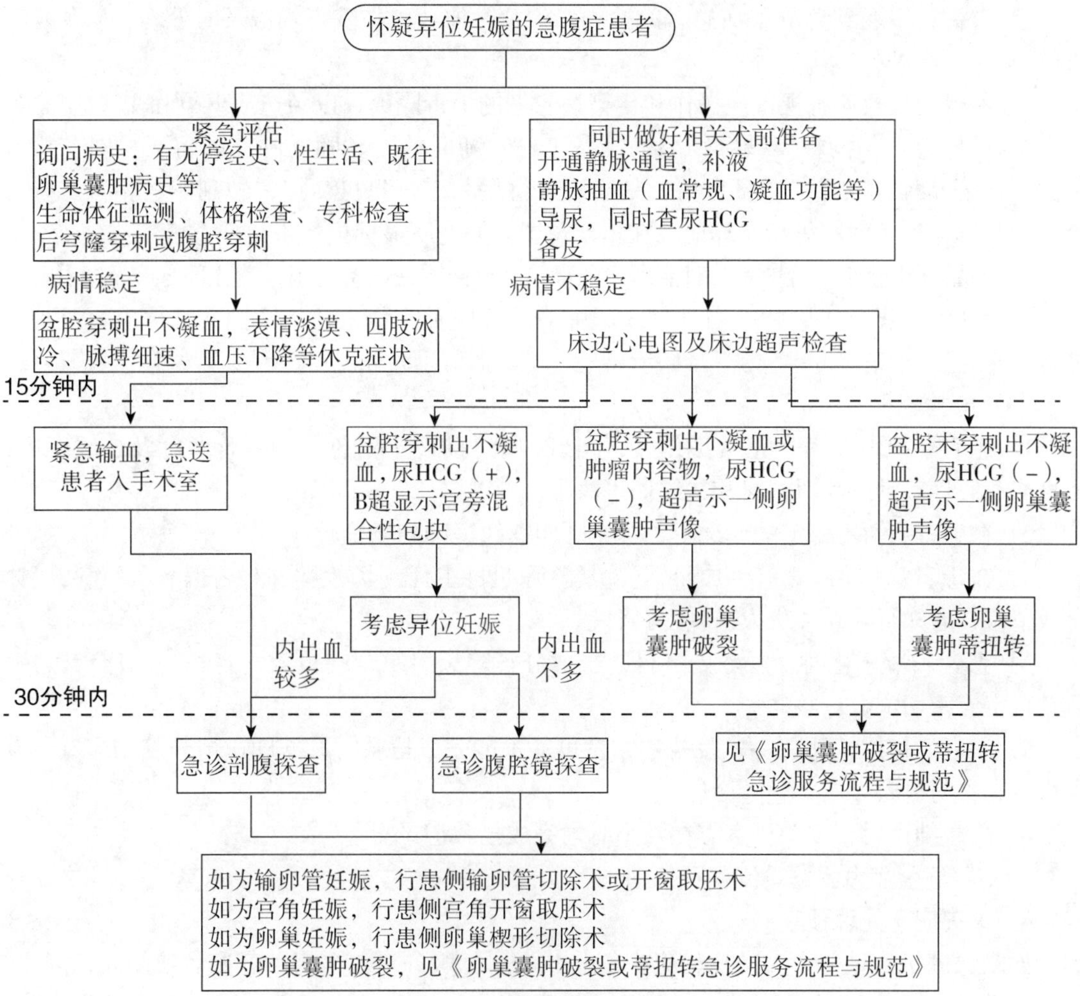

图 1-8　异位妊娠急诊服务流程

注：HCG，人绒毛膜促性腺素。

2）各种原因（如大出血、药物过敏、各种严重损伤及严重感染等）引起休克的患者。

3）各种原因引起急性昏迷的患者，包括子痫、酮症酸中毒昏迷者。

4）异位妊娠、卵巢囊肿破裂或蒂扭转等。

（2）工作制度与要求

1）确定科室抢救小组成员并明确职责，根据病种制订不同的抢救流程。

2）对急危重症患者应做到详细询问病史，准确掌握体征并及时进行抢救。

3）凡属急危重症抢救患者，主管医师应填写病危通知单，并将病情及时报告上级医师；科内抢救由科主任、正（副）主任医师或主治医师组织实施，遇有疑难问题，应及时邀请会诊，特殊情况需立即报告医务处（科）和院领导。

4）在抢救过程中，应按规定做好各项记录；若因抢救而未能及时记录，需在抢救后 6 小时内补记。

5）若遇特殊情况超出本科工作范围或本科室力量不足时，科室之间应支援配合，必要时申请机构急危重症患者抢救小组参与抢救工作。

6）有关科室遇到急危重症患者的检查、治疗、取药、住院等均应及时处理，以免延误抢救。

7）不得因抢救而忽视正规操作和传染病患者的消毒隔离，以免造成事故和交叉感染。

8）做好急救、抢救器械等物品的准备工作，随时检查，随时补充，每天核对、检查一次，保证品种、数量、质量合格，处于应急待用状态，每班交接，做到账物相符。一切抢救药品、器械、敷料等物品均应放在指定位置，并有明显标记，不得任意挪用或外借。

9）药品、器械使用后均需及时清理、消毒，并放回原处以备再用，消耗部分应及时补充。

10）呼叫顺序：①医师，当日二线医师→三线医师→科主任；②护士、护士长及护理骨干。

（3）抢救流程

1）患者状况危急时，正常工作日，当班护士 / 助产士紧急通知主管医师及二线医师；休息或节假日，紧急呼叫一线和二线值班医师。

2）在患者病情不稳定的情况下，紧急呼叫三线医师到场抢救。

3）在患者病情仍不稳定的情况下，紧急呼叫科主任到场抢救并报告医务处（科）（休息或节假日通知行政总值班人员）、分管院长。

4）患者病情恶化时，医务处（科）长、分管院长组织全院抢救，各相关临床、医技、后勤科室应密切配合抢救。

5）患者病情继续恶化，本院技术力量可能不能完成抢救时，立即邀请外院相应专业专家会诊，参与抢救。

6）急救结束后，相关科室需在 6 小时内完成抢救记录。

（4）急危重症患者抢救流程：见图 1-9。

4．火灾应急处理预案

妇幼保健机构是一个人员比较集中的公共场所，服务对象多为孕产妇和婴幼儿，因此，必须充分认识到火灾的危害性，做好火灾防范工作和应急灭火疏散预案。一旦发生火险，做到及时灭火，疏散患者和医疗保健设备，并能高效有序地处理好可能发生的紧急情况，使损失减少到最低限度。

（1）建立消防应急疏散预案组织

1）成立消防应急疏散组织：由院长任领导小组组长，主管消防工作的副院长及班子成员担任副组长，成员由各科主任组成。由职能科室组织贯彻落实消防预案，发现隐患及时向院领导汇报，并及时排除隐患，将消防工作纳入正常工作计划。

2）预案网络组织成员：预案网络下设 4 个小组，由各科室负责人、责任人、科室义务消防员组成。

①疏散引导组：由医务处（科）、护理部负责。一旦发生火灾及突发事件，立即启动消防应急预案，疏散引导组负责疏散安置服务对象逃生转移。对于危重服务对象，科室派专人安排疏散，并采取一些必要的防范措施，如戴防毒面具等。

②通讯联络组：由总务科负责，火灾发生后负责保障通讯联络畅通及抢修等。

③安全防护组：由现场指挥人员临时指定，负责现场安全保护工作，为火灾后现场勘察提供第一手资料。

④火灾扑救组：由保卫科、总务科负责。起初火灾的第一发现人务必保持清醒的头脑，

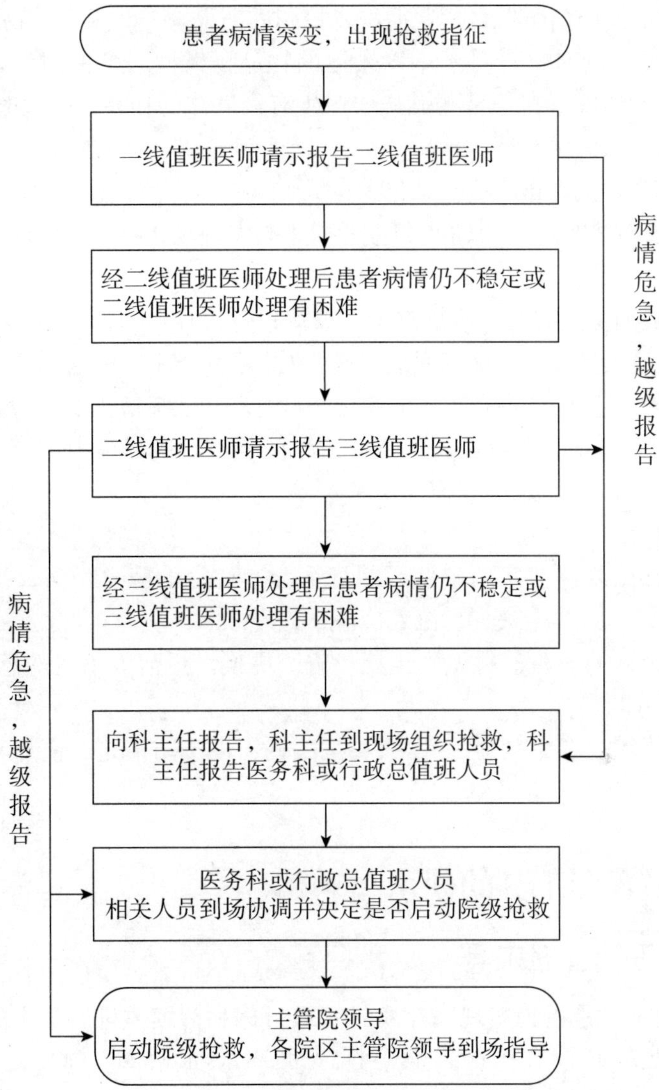

图 1-9 急危重症患者抢救流程

选用正确的灭火方法，边扑救、边呼叫，听到呼救的人员迅速报警，火势危及电器设备时要切断电源，听到报警后所有人员要积极参加扑救。

3）火灾的报警：一旦发生火灾，先报保卫部门，接到报警的人员要记录报警时间、地点并迅速赶赴现场。如遇紧急情况，需报“119”火警电话时，要清晰阐述所在单位、地址、起火部位、燃烧物质、报警人姓名。

（2）火灾现场的组织指挥

1）一般人员服从消防人员，专职消防人员服从灭火领导小组成员，领导小组成员服从领导小组组长；遇有公安消防部门在场时，则应服从公安消防人员的统一指挥。

2）着火部位的科室、部门负责人接到火警后迅速赶赴现场，说明起火部位、存放的物资性质和医疗保健设备，以及病床数和患者人数。

3）在扑救中，职工、医护人员和科室负责人必须服从现场最高负责人指挥，应沉着、机智、灵活、正确地使用消防器材，遵循“先控制后消灭，先救人后救物”的原则。

4）抓住灭火的有利时机。对于难以搬运的物品、大型医疗保健设备，一般要用水冷却，防止受热爆炸和烧毁；对于某些燃烧中产生有毒气体的物品，扑救时应采取防毒措施，如使用湿毛巾、湿口罩捂住口鼻。

（3）火灾现场人员的疏散

1）起火时应及时将孕妇、婴幼儿和患者撤离火灾现场，报警并呼叫科室负责人，护士长要及时清点人数、疏散人员。

2）疏散通道被烟雾阻碍时，应用湿毛巾或湿口罩捂住口鼻冲出火场。对于烟雾中已迷失方向的人员，施救人员应引导他们撤退，必要时指派专人护送。

3）若某个病区发生火灾，应及时开启安全通道，以便疏散人员、设备。人员疏散时严禁使用电梯，以防突然断电人员被关的情况发生。疏散时应尽最大可能分散人流，避免大量人员涌向同一个出口，造成人员伤亡。

（4）注意事项

1）各科室、部门要保持室内整洁，制订适合本科室的应急预案，让全科人员了如指掌，做到常备不懈，一旦发生火灾，沉着冷静、处理果断、应对自如。

2）对科室内布置的消防器材做到定期检查、更换，任何人不得随意挪用，防止丢失，消防器材应处于良好状态。

3）职工必须了解“三懂三会”：懂火灾危险性、懂预防措施、懂扑救方法，会使用消防器材、会处理初起火灾、会报警。

十一、质量管理工具的使用

（一）常用质量管理工具

医疗质量管理工具是指为实现医疗质量管理目标和持续改进所采用的措施、方法和手段，如全面质量管理（TQC）、质量环（PDCA 循环）、品管圈（QCC）、疾病诊断相关组（DRGs）绩效评价、单病种管理、临床路径管理等。

在质量管理中，常用于现场质量控制的数据收集、处理的工具和方法主要有 7 种，被称为“老七工具”：调查表、分层法、因果图、排列图、直方图、散点图和控制图。此外，还有随着过程管理和业务流程再造而日益广泛应用的流程图。上述工具着重于问题数据资料获得后的分析。“老七工具”及流程图的逻辑顺序见图 1-10。

为了在问题产生前就介入管理，逐步产生了“新七工具”：亲和图、关联图、树形图、优先级判定矩阵、矩阵图、过程决策程序图和网络图。它们是着重于问题数据资料获得前的管理方法。

品管圈是近几年医疗行业大力推行的质量管理工具，它是由同一工作现场、工作性质相类似的一线人员，以改进质量、降低消耗、提高人的素质和经济效益为目的组建起来，运用质量管理理论和方法开展活动的小组。详细介绍参见本研究第一期产出《妇幼保健质量与安全管理——孕产期保健》。

除了上述几种工具，借鉴其他行业的管理方法，在医疗保健质量管理中引入了失效模式与影响分析、灾害脆弱性分析、根本原因分析和追踪方法学等。以下重点介绍灾害脆弱性分析方法。

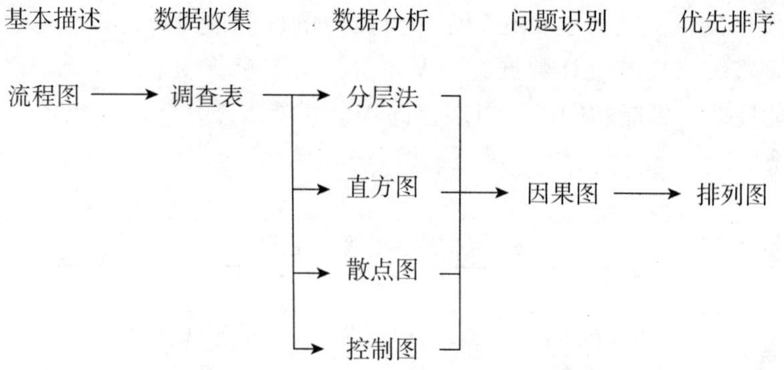

图 1-10　“老七工具”及流程图的逻辑顺序

（二）灾害脆弱性分析

1．基本概念

脆弱性（vulnerability），又称弱点或漏洞，是系统或组织中存在的可能被威胁利用造成损害的薄弱环节。脆弱性一旦被威胁成功利用，就可能对系统或组织造成损害。

灾害脆弱性分析（hazard vulnerability analysis，HVA）是对易受危险侵袭的方面进行查找与确定，判断可能包含哪些灾害，影响程度如何，同时考察和分析人们对这种灾害的抵御力如何，可能造成多大的生命、财产或经济损失，从而找出最薄弱的环节，采取相应的预防和应对措施，以减少损失。

2．HVA 分析工具

美国 Kaiser Permanente 医疗集团开发的 Kaiser 模型，提供了一个系统识别风险危害性的方法。该模型评估方法简洁，结果客观，有较好的适应性，适宜机构使用。本节将介绍如何运用 Kaiser 模型进行 HVA 分析。

（1）Kaiser 模型的 HVA 评分：从可能性与严重性两个维度来进行评估。可能性（probability）指发生的可能性。严重性（severity）分为两个部分：影响因素和应对工作。影响因素包括对机构人力、资产和运营的影响，应对工作包括机构的应急准备、内部响应和外部响应（表 1-4）。

表1-4　HVA评分标准

事件	可能性	严重性					
		影响因素			应对工作		
		人力影响	资产影响	运营影响	应急准备	内部响应	外部响应
	发生的可能性	死亡或受伤的可能性	物质上的损失和损害	对运营的干扰	预案	时间、效率、资源	社区/互助员工和供给
评分标准	0=无/不适用 1=低 2=中 3=高	0=无/不适用 1=低 2=中 3=高	0=无/不适用 1=低 2=中 3=高	0=无/不适用 1=低 2=中 3=高	0=无/不适用 1=低 2=中 3=高	0=无/不适用 1=低 2=中 3=高	0=无/不适用 1=低 2=中 3=高

（2）灾害发生的可能性评估：在确定事件发生的可能性时，可以参考已知的数据、以往的历史数据、有关机构的统计数据、专家评价、上级应急预案的要求等。可能性分为不可能发生、可能性低、可能性中等、可能性高 4 个等级，评分分别为 0、1、2、3 分，具体评分标准见表 1-5。

表1-5　灾害发生的可能性评估表

可能性	评分内容	分值
不可能发生	过去 50 年内未曾发生过或不可能在下个 50 年内发生	0
可能性低	过去 50 年内曾发生过或可能在下个 50 年内发生	1
可能性中等	过去 15 年内曾发生过或可能在下个 15 年内发生	2
可能性高	过去 5 年内曾发生过或可能在下个 5 年内发生	3

（3）灾害的严重性评估：包括对机构影响的严重性和机构应对的好坏。

灾害对机构的人力、资产、运营的影响严重程度分为无、轻度、中度、重度 4 个等级，分别赋予 0、1、2、3 分，具体评分标准见表 1-6。

表1-6　灾害对机构造成的影响评估判定表

项目	人力影响	资产影响	运营影响	评分
无	未造成任何人员伤害	财务无损失	服务无影响	0
轻度	1 ~ 2 人受伤且需医疗处置，无其他后遗症或影响	财产损失在 10 万元以下	部分服务不完整或服务效率低	1
中度	1 ~ 2 人严重伤害或 3 人以上受伤且需医疗处置	财产损失在数 10 万元至 100 万元之间	主要服务作业停止，如手术室停止作业、门诊停诊	2
重度	有人员死亡或者 3 人以上严重伤害	财产损失估计超过 100 万元	机构服务完全终止	3

机构对灾害的应急准备分为非常好、好、一般、不好或无 4 个等级，分别赋予 0、1、2、3 分，具体评分标准见表 1-7。

（4）对机构可能发生的各种危害进行评分：通过对机构历史和现状的全面分析，总结并列出所有可能发生的各种类型的危害，分为自然灾害类事件评分、技术类事故、人员类伤害、危险品类伤害四大类，分析评估每一类危害中各种事件发生的可能性和严重性，并进行评分（见表 1-8 至表 1-11）。

1）自然灾害类事件评分见表 1-8；

2）技术类事故事件评分见表 1-9；

3）人员类伤害事件评分见表 1-10；

4）危险品类伤害事件评分见表 1-11。

表1-7 机构对灾害应对的评估判定表

项目	应急准备	内部反应	外部反应	评分
非常好	应急预案十分完善，过去1年内曾进行演练或实际突发事件应对，并且在实际应对中取得了良好的成绩，所有的应急相关物资、设备已就位。大部分员工都知道应急预案内容	机构内部能快速做出有效反应，应急指挥与协调能力好，员工基本都能掌握相关技能	国家和本地相关政府部门的应急反应能力好，与有关机构签订了互相援助协议，与物资供应机构签订了应急供应合同，与其他同类机构协调情况好	0
好	应急预案十分完善，过去1年内曾进行演练或实际突发事件应对，大部分应急相关物资、设备已就位。部门可适当、良好地管理该事件	机构内部能较快做出有效反应，应急指挥与协调能力较好，多数员工能掌握相关技能	国家和本地相关政府部门的应急反应能力较好，与有关机构签订了互相援助协议，与物资供应机构签订了应急供应合同，与其他同类机构协调情况较好	1
一般	已撰写应急预案，过去3年内曾进行演练及评估，拥有部分应急相关物资、设备	机构内部做出有效反应的速度较慢，应急指挥与协调能力一般，少数员工能掌握相关技能	国家和本地相关政府部门的应急反应能力一般，未与有关机构签订互相援助协议，但有互相援助的共识，未与物资供应机构签订应急供应合同，但有应急供应的共识，与其他同类机构协调情况一般	2
不好或无	未撰写应急预案，过去5年内未曾演练，缺乏应急相关物资、设备，没有员工了解应急预案	机构内部做出有效反应的速度慢，应急指挥与协调能力较差，员工基本都不能掌握相关技能	国家和本地相关政府部门的应急反应能力较差，未与有关机构签订互相援助协议，也没有互相援助的共识，未与物资供应机构签订应急供应合同，也没有应急供应的共识，与其他同类机构协调情况较差	3

表1-8 自然灾害类事件HVA评分表

事件	可能性	严重性						危害相关风险值（RISK，%）
		影响因素			应对工作			
		人力影响	资产影响	运营影响	应急准备	内部响应	外部响应	
台风								
强雷暴								
暴雨								
地震								

注：Risk（%）=（可能性/3）×［（人力影响+资产影响+运营影响+准备工作+内部响应+外部响应）/18］×100。

表1-9 技术类事故HVA评分表

事件	可能性	严重性						危害相关风险值（RISK，%）
		影响因素			应对工作			
		人力影响	资产影响	运营影响	应急准备	内部响应	外部响应	
电力故障								
供水故障								
内部火灾								
通讯故障								

注：Risk（%）=（可能性/3）×［（人力影响+资产影响+运营影响+准备工作+内部响应+外部响应）/18］×100。

表1-10 人员类伤害HVA评分表

事件	可能性	严重性						危害相关风险值（RISK，%）
		影响因素			应对工作			
		人力影响	资产影响	运营影响	应急准备	内部响应	外部响应	
大规模伤害事件								
婴儿被盗								
暴力伤医								
医务人员感染传染病								

注：Risk（%）=（可能性/3）×［（人力影响+资产影响+运营影响+准备工作+内部响应+外部响应）/18］×100。

表1-11 危险品类伤害HVA评分表

事件	可能性	严重性						危害相关风险值（RISK，%）
		影响			应对			
		人力影响	资产影响	运营影响	应急准备	内部响应	外部响应	
大规模危险品伤亡事件								
废液泄露								
生化恐怖袭击								
易燃易爆物品爆炸								

注：Risk（%）=（可能性/3）×［（人力影响+资产影响+运营影响+准备工作+内部响应+外部响应）/18］×100。

（4）HVA 方法步骤

第一步：组成团队。由职能部门、科室等相关人员组成 HVA 团队，并接受 HVA 相关内容培训。

第二步：分析并列出可能发生的危害（风险）。由 HVA 团队人员根据机构灾害脆弱性的概念和内涵、Kaiser 模型的主要内容，结合机构的实际情况，运用头脑风暴法确定机构在自然灾害类事件、技术类事故、人员类伤害、危险品伤害等 4 个维度下分析并列出可能发生的危害（风险）。

第三步：团队进行风险评估评分。评分标准见表 1-5 至表 1-7。

第四步：计算危害相关风险值（Risk 值）。

Risk（%）=（可能性 /3）×｛(人力影响 + 资产影响 + 运营影响 + 准备工作 + 内部响应 + 外部响应) /18｝× 100。

第五步：评估结果。将 Risk 值由高到低排序，并选择 Risk 值排名前几位的事件作为优先改进的高风险事件。

第六步：根本原因及决策树分析。分别对 Risk 值排名前几位的事件进行根本原因及决策树分析，找出事件发生的根本原因并提出对策。

第七步：拟订改进计划。根据确认的根本原因，制订可行的改进计划，并纳入机构以及相关部门年度工作计划；同时，针对单独的事件，制订应急预案。

第八步：实施改进及每年度再次评估结果。组织院内对改进计划及应急预案进行学习、实施和演练，第二年度按照要求再次进行评估，重新计算 Risk 值，并与实施前进行对比，评估效果。

（5）HVA 应用的注意事项

HVA 对机构灾害应急管理具有较强的适应性，但在使用此工具时尚须考虑以下问题：

第一，HVA 不能作为应急预案的替代品。HVA 是用于确定应急预案所针对事件的评估工具，评估出高风险事件后，需根据国家、省、市有关法律法规及应急预案要求，制订有针对性的应急预案。

第二，工具应用过程中应实现更大程度的标准化。如对灾害的范围、风险、时限等应予以明确，对评估专家应进行相关知识培训，避免其因灾害相关知识不足导致主观臆测；若发生重要的灾害条件变动，灾害评估应动态调整，以随时提高响应等级等。

第三，风险评估专家组成员不仅限于机构内部。机构遭遇风险不仅限于本院范围内，还可能会跨机构，甚至跨地区，应将风险认定范围扩大到机构整个服务区域。同时，机构内部评估人员对灾害的认知水平大多为感性认知。在进行灾害评估时，有必要邀请社会层面有关专家，如消防、疾控、警察、政府等应急管理人员，以获得更为客观的评估数据。

参考文献

[1] 中华人民共和国卫生与计划生育委员会. 三级妇幼保健院评审标准实施细则（2016 版）[2]. 2016-9-7.

[2] 中华人民共和国卫生与计划生育委员会. 医疗质量管理办法 [2]. 2016-9-25.

[3] 美国医疗机构评审联合委员会. 美国医疗机构评审国际联合委员会医院评审标准（第 6 版）[M]. 郦忠，蒋宋怡译. 北京：中国协和医科大学出版社，2017.3：222-234.

[4] 张宗久．中国医院评审实务［M］．北京：人民军医出版社，2013.
[5] 金曦，罗荣．妇幼保健质量与安全管理——孕产期保健［M］．北京：人民卫生出版社，2015.
[6] 罗荣，金曦．妇幼保健质量与安全管理——儿童保健［M］．北京：人民卫生出版社，2019.
[7] 中国医院协会．中国医院质量安全管理第 4-6 部分：医疗管理 医疗安全（不良）事件管理：T/CHAS 10-4-6—2018［S］．2018．
[8] 马丽平．现代医院管理实务［Z］．北京：中国商务出版社，2016：353-367.
[9] 中国医院协会．患者安全目标（2019 版）［Z］，2019.

第二章　青少年保健质量与安全管理

一、组织管理

（一）成立科室质量管理工作小组

成立科室质量管理工作小组，科主任任组长，小组成员由妇女保健、儿童保健等相关专业人员组成，以高级和中级职称人员为主。

（二）质量管理工作小组职责

在组长的领导下，做好科室质量安全管理工作。

1．制定青少年保健质量管理方案，明确管理目标和工作任务，并组织实施。

2．定期对科室人员开展相关法律法规、工作制度、诊疗常规 / 规范等技术文件的培训，检查并督促落实。

3．定期进行青少年保健质量的自查工作，督促专科制度、诊疗常规 / 规范的执行。

4．建立青少年保健质量管理指标，开展常规监测和数据分析。每月召开科室质量分析会议，对质量管理结果进行分析，发现问题及时整改，追踪整改效果。

5．建立科室质量管理手册，按时记录科室质量分析会议、培训、监测指标结果以及质量持续改进活动等，完善档案管理。

二、医务人员资格认证、能力评估和服务授权

（一）依法执业

从事青少年保健的各级医师、护理人员应取得医师执业资格和护士执业资格，不超范围执业。执业医师根据国家规定接受住院医师规范化培训。专科人员应定期接受青少年心理、青少年营养与发育、青少年性与生殖健康、青少年人际交往等知识和技能培训，考核合格。

（二）资格认证

1．根据青少年保健专科岗位设置对不同岗位人员的资质和能力提出要求。青少年保健人员能力分级及岗位职责见表 2-1。

表2-1　青少年保健主要岗位人员资质与职责

岗位	资质	职责
科主任	• 具备副高级以上职称，具有5年以上妇幼保健相关领域的工作经验 • 具备儿科/儿童保健、妇产科/妇女保健和泌尿外科等相关专业扎实的理论基础和临床实践能力 • 具备综合分析、诊断与处理青少年保健疑难病例能力 • 具备一定的行政管理及沟通协调能力	• 全面负责青少年保健专科诊疗、教学、科研、质量管理等工作 • 制定专科工作规划与年度计划、工作制度、岗位职责、诊疗常规/规范、服务流程等，并组织实施 • 组织召开科室质量分析会议等，查找存在问题，分析原因，提出改进措施并督促实施 • 带领全科人员完成教学、培训任务，积极开展相关科研工作 • 承担本专科相关的公共卫生职责
医师	• 从事妇产科或妇女保健专业工作3年以上 • 具备儿科/儿童保健、妇产科/妇女保健和泌尿外科等专业知识和临床实践能力，能提供个性化的医疗保健服务 • 具有以青少年为核心的服务理念，尊重青少年的文化背景、习俗和意愿；善于和青少年交流沟通并热爱本职工作	• 在科主任的领导下开展日常青少年保健工作 • 严格执行各项制度、诊疗规范、服务流程，对疑难病例及时转诊 • 协助科主任做好科室质量安全管理工作 • 做好数据收集、统计等工作

2．分级能力评估

根据青少年保健专业设置，结合职称、年资及业务能力进行分组评估考核（表2-2）。

表2-2　青少年保健医师能力分级

岗位	能力要求
医师/主治医师	1．具有青少年常见疾病的诊断和处理等知识和技能 2．掌握青少年保健健康教育技能 3．掌握青少年保健营养、心理、生殖健康的综合评估和咨询指导 4．掌握青少年保健疑难病例的识别和转诊
副主任/主任医师	1．具备主治医师的能力 2．具备综合分析、诊断和处理青少年保健疑难病症的能力 3．熟悉本专业的学科新进展，负责教学、培训、科研等工作

（三）服务授权

根据本机构资质授权管理部门的统一规定，开展资质授权工作，对从事青少年保健服务的医生定期进行评估，对评估合格者授予青少年保健服务资格，并建立个人技术考评档案。

三、医学伦理和知情同意

1．青少年保健诊疗服务应坚持有利不伤害、公正不歧视、尊重并提供合理建议的伦理原则，履行告知义务，尊重就诊者及其监护人的知情同意权。

2．检查项目必须在医生指导下由就诊者（18岁以下的就诊者由其监护人）知情选择，避免过度检查和治疗。12 岁以下儿童问卷调查应以家长问卷为准。

3．医生应向就诊者及其监护人解释检查结果并给予处理意见。

4．治疗过程中涉及用药的，应解释药物作用，说明疾病与药物对青少年的影响，让患者及其监护人知情后选择是否用药，并给予用药指导。

5．性传播疾病和在传染期内的传染病的知情告知和处理意见应符合国家的相关要求。

6．保护青少年隐私，特别是涉及性生活的问题时可单独问诊，开展友好服务，尊重青少年的意愿，不使用评判性语言。

7．男性医师对女性患者诊查时应有女性医务人员或女家属陪同。

四、服务过程质量与安全管理

（一）病史采集质控要点

1．出生史

出生史包括出生体重、分娩方式及分娩异常情况、Apgar 评分、新生儿疾病筛查情况，母亲孕期患病、治疗情况及有害物质接触史等。

2．生长发育史

重点询问身高、体重、性征开始出现的时间及进展情况；体型肥胖的孩子应详细询问体重快速增加开始的年龄、饮食习惯，父母及直系亲属的相关情况等。

3．既往史

既往史包括是否有慢性病史、中枢神经系统疾患或颅脑外伤史、内分泌系统疾病史、服用含性激素的药物或食物、传染病史、性腺感染史或受过放射线照射等情况。

4．家族史

家族史包括肿瘤、糖尿病、遗传病家族史等。

5．生活环境

生活环境包括亲子关系、饮食营养、生活习惯、兴趣爱好、性格特点等。

6．在校情况

在校情况包括师生关系、同学关系、学习成绩、其他技能等。

7．女性月经生育史

女性月经生育史包括月经周期，有无月经稀发、闭经、不规则出血等情况，有无性生活史，有无妊娠史等。

8．男性注意询问有无阴囊或睾丸坠胀疼痛或不适，有无排尿异常，有无遗精，首次遗精年龄，有无手淫史及频繁程度。

（二）体格检查与辅助检查质控要点

1．体格检查质控要点

（1）身体测量：常规测量身高、体重，根据情况酌情测量坐高（上部量）、指间距、头围、体脂等。

（2）专科检查质控要点

青少年保健专科检查，女性主要包括乳房、外生殖器、妇科检查等内容，男性主要包括乳房、外生殖器检查等内容，其质控要点见表2-3。

表2-3　专科检查质控要点

检查内容		质控要点
女性	乳房	视诊与触诊：按Tanner分期标准进行评价
	外生殖器	阴蒂发育有无异常，阴唇融合的程度，外阴有无分泌物、局部色素沉着以及是否有畸形，通常不对处女膜完整与否进行描述
	妇科检查	一般行肛查，如已有性生活者，征得受检者同意后可行妇科检查
男性	乳房	观察有无异常
	包皮	注意包皮长度，包皮口有无狭窄环，包皮内板有无增厚、有无炎症
	阴茎	注意阴茎发育是否正常，尿道口位置是否正常，阴茎显露是否正常，阴茎海绵体有无硬结
	阴囊内容物	注意睾丸位置、大小、质地，输精管是否可触及，附睾是否有硬结，精索静脉有无曲张

2．辅助检查项目内容及保健要点

根据服务对象的情况，必要时给予相关的辅助检查，根据辅助检查结果，给予适宜的干预处理。青少年保健辅助检查项目及保健要点见表2-4。

表2-4　辅助检查项目及保健要点

检查项目	检查结果	保健要点
血常规	异常	寻找原因，分类指导
尿常规	异常	寻找原因，分类指导
阴道分泌物	异常	病因治疗，重点是会阴部卫生指导
肝肾功能	异常	寻找原因，分类指导
内分泌检查	异常	明确原因，进行治疗
X线手腕正位片（骨龄）	骨龄提前或落后	结合身高、年龄、性发育水平、地域、种族进行评价，动态复查
染色体	核型异常	综合评价发育水平和远期预后，及时开展针对性治疗和干预，对将来生育提供指导意见
妇科B超	子宫发育异常、子宫肌瘤、卵巢肿瘤或盆腔包块等	分类指导，有手术指征的转专科手术治疗
阴囊B超	精索静脉曲张、睾丸大小异常、睾丸结石、睾丸肿瘤、附睾结节或肿物	分类指导，有手术指征的转专科手术治疗
肾上腺B超	肿瘤或增生	考虑肾上腺皮质肿瘤或增生，进一步进行相应血清学检测
垂体MRI（磁共振检查）	垂体体积异常、垂体瘤、颅咽管瘤	明确病因，按诊疗规范进行激素治疗或手术治疗
长骨X线片及骨ECT（计算机断层扫描）	长骨畸形及多发性骨囊性纤维结构不良	考虑McCune-Albright综合征（MAS；外周性性早熟伴有多发性的骨囊性纤维结构不良，皮肤片状棕褐色色素沉着），进一步检查其他内分泌腺情况

（三）青少年保健重点内容及质控要点

1．健康教育

青少年健康教育要注重实用性和实效性，把提高青少年的健康意识和健康素质作为根本的出发点，在学校健康教育课程的基础上，重点关注保健知识与健康行为，支持家长和青少年自我管理。青少年健康教育重点内容见表 2-5。

表2-5　青少年健康教育重点内容

健康教育内容		保健要点
个人卫生知识	重视会阴部卫生	• 每晚用温水清洗外阴，一人一盆一巾 • 选用棉织内裤，每日换洗 • 大小便擦拭从前向后 • 有白带异常、外阴瘙痒时及时就诊 • 经期要勤换卫生巾，不要剧烈运动
	重视口腔卫生	• 掌握正确的刷牙方法 • 早晚刷牙，餐后及时漱口 • 每半年定期做口腔检查 • 有口腔疾病及时就诊
	重视用眼卫生，预防近视	• 在合适的环境光线亮度下看书学习 • 改善近距用眼姿势 • 缩短近距用眼时间 • 增加户外活动 • 减少蓝光辐射（减少手机、电视、电脑、数码产品的使用） • 营养均衡
	保持正确的体态	• 坐、立、卧、行姿势良好，预防脊柱弯曲
	注意皮肤和毛发清洁	• 勤洗手，勤沐浴；面部痤疮勿挤压；不浓妆艳抹
生殖健康知识	性病、艾滋病基本知识，防止性侵害	• 青春期发育基本知识及各种青春期常见疾病的预防，异性交往基本原则，安全性行为，艾滋病基本知识和预防方法，毒品预防、避孕等基本知识，防止性侵害及意外妊娠
心理健康知识	人际关系	• 青春期阶段，同伴的影响会超越父母的影响。注重培养人际关系，增强和同伴的友情，培养良好的人际交往能力，可以形成对同伴和集体的认同感
	适度的学习压力	• 学校、老师及家长在学习上应给予适度的压力，但不能过度
	正确的兴趣爱好	• 帮助培养正确的兴趣爱好，正确、有益的兴趣爱好可以帮助青少年缓解压力
	青少年常见心理问题预防	• 家长及老师应多关注青少年的心理健康，及时发现问题，提出有针对性的意见和建议

续表

健康教育内容		保健要点
营养与运动知识	合理膳食	• 了解食物和营养相关知识，学会选择和合理搭配食物，参与食物的准备和烹调，并养成健康的饮食习惯 • 早餐提供的能量应占全天总能量的 25% ~ 30%，午餐占 35% ~ 40%，晚餐占 30% ~ 35%，三餐的时间应相对固定，做到定时、定量 • 合理选择零食，足量饮水，不喝含糖饮料 • 不偏食节食，不暴饮暴食，保持体重适度增长
	适度运动	• 每天累计至少 60 分钟中等到高强度的身体活动，以有氧运动为主，每次最好 10 分钟以上 • 每周至少进行 3 次高强度身体活动（如长跑、游泳、打篮球等），3 次抗阻力运动（如俯卧撑、仰卧起坐及引体向上等）
意外伤害	预防意外伤害	• 针对青少年常见的运动伤害、生活安全事故、心理健康问题、自然灾害导致的意外伤害等意外伤害情况，开展意外伤害预防知识培训，包括：用电用煤气常识，饮食卫生，遵守交通规则，防滑倒摔伤，避雷、避震、防震的技能技巧，不在楼道内追逐奔跑，不爬高或在阳台护栏上探取东西，不在建筑工地和垒放的木材、油桶、木箱等地玩耍，不与陌生人交往，不离家出走，不进入游戏机室、网吧、歌舞厅，不外露或向人炫耀随身携带的贵重物品，上学、放学尽量结伴而行，不在校外逗留，万一被骗、被抢、被敲诈后要及时报警
自我管理	支持青少年和家长自我管理	• 鼓励青少年及其监护人共同参与青少年保健指导、健康教育与咨询，并参与决策过程。通过多种途径为青少年及监护人提供有针对性的健康教育服务，如发放宣传资料、开展讲座、开通热线电话、自媒体宣传等

2．生长发育咨询指导

青少年生长发育咨询指导包括体格发育、生活方式、培养好习惯、谨防不良习惯等内容，咨询指导要点见表 2-6。

3．体质发育评估质控要点

体质发育评估是青少年保健的重要内容，包括对形体、智力、体格及性发育、肺功能、肌肉力量等内容的评估，体质发育评估质控要点见表 2-7。

4．营养及相关疾病筛查评估与保健要点

通过营养咨询、膳食营养评价、人体营养评价三方面对青少年进行营养筛查和评估，了解青少年营养知识的掌握程度、营养摄入和身体活动情况、饮食能否满足青少年生长发育需求、是否存在不良饮食行为习惯等，重点对青少年超重 / 肥胖、蛋白质 - 能量营养不良、缺铁性贫血等营养性疾病进行筛查。相关筛查工具参考附表 2-1 至 2-5。

（1）青少年营养评估及保健要点

对于青少年营养筛查与评估，目前国内外没有统一的行业标准。可以通过基本情况调查、膳食调查、体格检查、人体测量、实验室检查等对青少年群体或个体进行营养筛查和评估，判断其是否存在营养问题，是否需要进一步进行诊断和治疗。评估及保健要点见表 2-8。

表2-6　青少年一般生长发育咨询指导要点

指导内容		指导要点
体格发育	身高、体重	每 6 个月测量身高、体重，对体质指数（BMI）异常者进行分析，并进一步检查（见表 2-7“体质发育评估质控要点”）
	性发育	按照 Tanner 分期进行性成熟分级，发育延迟或提前者每 6 个月到医院进行专业评价与动态监测，发现问题及时处理或转诊
生活方式	营养	营养指导要点见表 2-8
	环境	父母应关心青少年，提供友好、温暖、关爱的生活氛围，关心孩子身体和情绪的变化，适时给予引导
培养好习惯	科学地安排生活	以学习为主，合理安排学习、户外活动和睡眠时间
	注意身体锻炼和适当劳动	根据不同年龄，有计划、系统地安排各种体育活动，循序渐进，每天中等以上强度的运动不少于 1 小时
	保证足够的睡眠	一般需保证每日睡眠时间 8 ～ 9 小时，其中 13 ～ 15 岁 9 小时，15 岁以后 7 ～ 9 小时
谨防不良习惯	不饮酒、不吸烟，远离毒品和手机游戏	家庭、学校、社会共同努力，培养青少年防范意识，远离烟酒、毒品与手机游戏，防止性侵犯，远离各种伤害

表2-7　体质发育评估质控要点

检查内容	评估要点	质控要点
形体	身高、体重、腰围、臀围、大腿围、体成分分析	对于肥胖青少年，计算体质指数（BMI），进行体成分分析（测量体脂含量）；对于局部不匀称者，对不匀称部位进行测量和描述，必要时拍摄 X 线片
智力	智能发育水平测定和遗传学检测	对于疑有智力问题的青少年，应进行智能发育水平测定和遗传学检测。注意外观上的异常，如胸廓发育畸形、身体上下部量比例异常等
体格及性发育	体质指数（BMI）	对所有青少年期人群均应动态评价体格发育、性发育的水平及发展速度，必要时结合超声及内分泌激素检测结果
	女性性发育	初潮年龄、乳房发育、阴毛分布、外生殖器官发育情况
	男性性发育	阴茎自然长度、睾丸容积、首次遗精年龄
肺功能	肺活量测试	指导受试者理解并掌握测试方法。测试前校准仪器，测试时吸气和呼气应充分，吸气不可过猛
肌肉力量	肌肉力量评估	根据受试者肌肉或肌群的功能，嘱受试者在不同体位下使用受试肌肉做标准检查动作。检查者通过观察肢体主动运动的范围及感觉肌肉收缩的力量，确定所检查肌肉或肌群的肌力是否正常及其等级。肌力评估分为 6 级

表2-8 青少年营养评估及保健要点

筛查项目		评估要点	保健要点
基本情况	一般情况	1. 了解年龄、性别、身高、体重、月经史 2. 了解青少年饮食行为习惯、营养健康知识掌握程度	1. 对于近3个月体重明显变化者，将其列为重点人群，分析原因，进一步检查 2. 进行营养教育，普及营养知识，及时纠正偏食、挑食等不良饮食行为 （1）能量：碳水化合物、脂肪、蛋白质提供的热能分别占总能量的50% ～ 65%、20% ～ 30%以及15%左右 （2）蛋白质：需要量是2 ～ 4 g/kg体重，优质蛋白质应占蛋白质摄入量的1/2以上；摄入含有较多饱和脂肪酸和胆固醇的食物，优先选择鱼和禽类 （3）钙：青春期骨的增加量占到成年期的45%左右，钙营养状况决定成年后的峰值骨量，青少年应多吃含钙丰富的食物 （4）铁：应多吃含铁丰富的动物性食物，以及富含维生素C的新鲜蔬菜和水果以促进铁的吸收
膳食营养评价	饮食调查	1. 饮食调查通常采用询问法、记录法和称重法 2. 重点询问摄入食物的种类、摄入量、摄入食物的地点和时间，另外调味品、三餐外摄入的零食也应包括	1. 及时发现青少年的不良饮食行为，进行纠正 2. 根据咨询者情况制定个性化食谱 3. 加强对热能摄入不合理、优质蛋白质摄入比例少于1/2者的营养指导
	膳食分析	1. 对膳食日记进行分析，计算供能比及摄入的各种营养素含量 2. 熟练掌握食物生重、熟重、体积间的关系，运用生熟比值换算	
人体营养评价	体格检查	1. 目测身材是否匀称，是否肥胖或消瘦 2. 测量身高、体重、上臂围、腰围、臀围及皮褶厚度，计算体质指数、腰臀围比 3. 观察营养缺乏症状最易出现的部位：头发性状、色泽，皮肤颜色，口腔（嘴唇颜色，口角、口腔有无溃疡）以及眼睑色泽	1. 对体格检查初筛异常者进行营养相关疾病筛查（见表2-9） 2. 对体成分分析结果进行分析，作为肥胖或营养不良的诊断依据，并进行相应营养指导 3. 通过骨密度检查了解青少年骨骼健康发育情况，并给予运动指导，指导青少年多摄入牛奶、鱼虾、豆制品、坚果等含钙丰富的食物 4. 对实验室检查结果异常者进行营养相关疾病筛查（见表2-9）
	人体成分分析	获得体重、体脂量、体脂百分比、肌肉量、肌肉量百分比、骨骼肌含量百分比、内脏脂肪面积等指标	
	骨密度检测	了解骨密度含量、骨密度*T*值、骨密度*Z*值	
	实验室检查	血常规、铁蛋白、血生化、25-羟胆钙化醇（25-[OH]D_3），筛查贫血、肥胖、蛋白质-能量营养不良、糖尿病、维生素D缺乏等疾病，了解营养状况	

（2）营养相关疾病筛查评估与保健要点

随着经济水平提高，青少年超重和肥胖者逐渐增加；蛋白质 - 能量营养不良检出率虽然下降，但对青少年健康的影响不容忽视。研究还发现铁缺乏是导致中国青少年死亡、伤残的重要危险因素，缺铁性贫血是导致中国青少年伤残调整生命年（DALY）的前三位原因之一。因此，应对青少年这三种营养相关疾病进行重点筛查。其评估与保健要点见表 2-9。

表2-9　青少年营养相关疾病评估与保健要点

疾病	评估要点	保健要点
超重 / 肥胖	根据体质指数（BMI）、腰围（WC）、臀围（HC）、腰臀围比（WHR）四项指标，综合评估是否存在脂肪分布异常，区分周围型和腹型肥胖	• 对超重 / 肥胖进行筛查和处理的流程见图 2-1 • 采用饮食调整、运动处方、行为矫正的综合治疗方案 • 进行健康教育、心理疏导，培养正确的生活方式，从而将体重长期控制在合理范围
蛋白质 - 能量营养不良	• 根据身高、体质指数（BMI）评估 • 临床表现方面重点评估相关症状和体征 • 实验室检查 ①血浆总蛋白和白蛋白降低 ② 24 小时尿肌酐（mg）/ 身高（cm）比值降低 ③血红蛋白值下降	• 对营养不良进行筛查和处理的流程见图 2-2 • 开展健康教育，纠正错误观念、不良生活习惯、不良饮食习惯等 • 对于居住在经济条件较差地区的营养不良青少年，营养指导应以保证足够热量、补充优质蛋白质为主
缺铁性贫血	• 临床表现方面重点评估相关症状和体征 • 实验室检查 ①血常规检查 ②血清铁、血浆（血清）铁蛋白	• 缺铁性贫血筛查和处理的流程见图 2-3 • 进行铁缺乏的筛查，发现高危人群，及时纠正偏食、补充含铁丰富的食物，从而预防缺铁性贫血的发生 • 多吃富含维生素 C 的新鲜蔬菜和水果以促进铁的吸收

5．心理及相关疾病筛查评估与保健要点

青春期是一个从幼稚走向成熟的过渡时期，是从家庭逐步走向社会的转折时期，同时也是一个心理急剧变化的时期。当今青少年心理健康存在的主要问题有：青少年焦虑、抑郁、学习障碍，以及青少年妊娠相关的心理问题等。青少年相关心理疾病的筛查评估与保健要点见表 2-10。

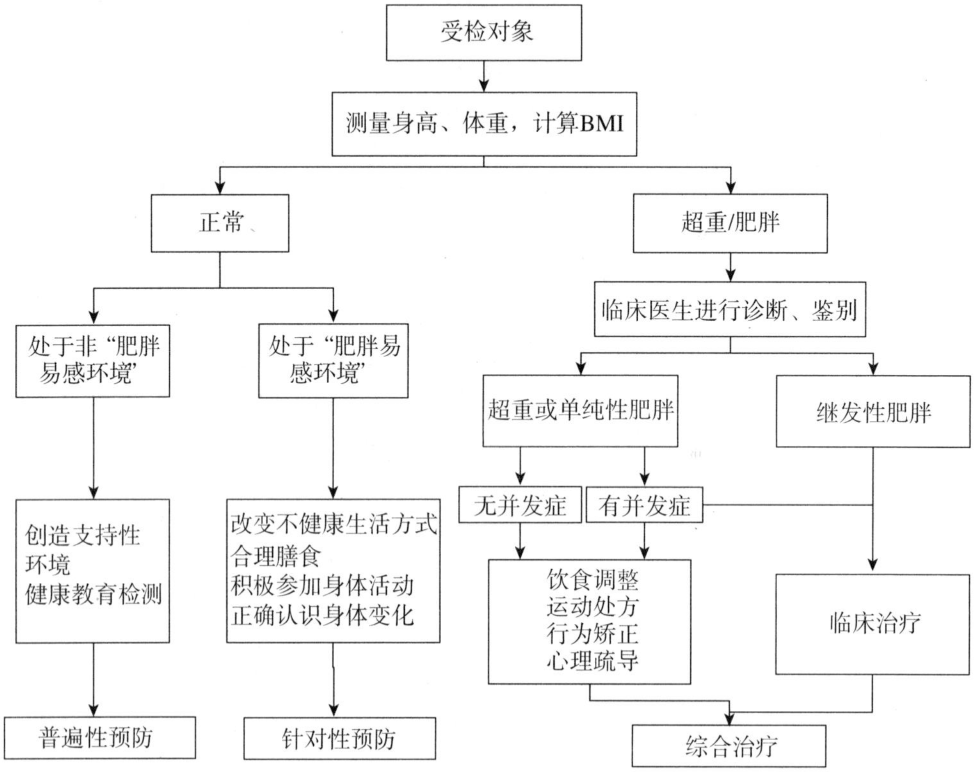

图 2-1　青少年超重和肥胖筛查及处理流程图

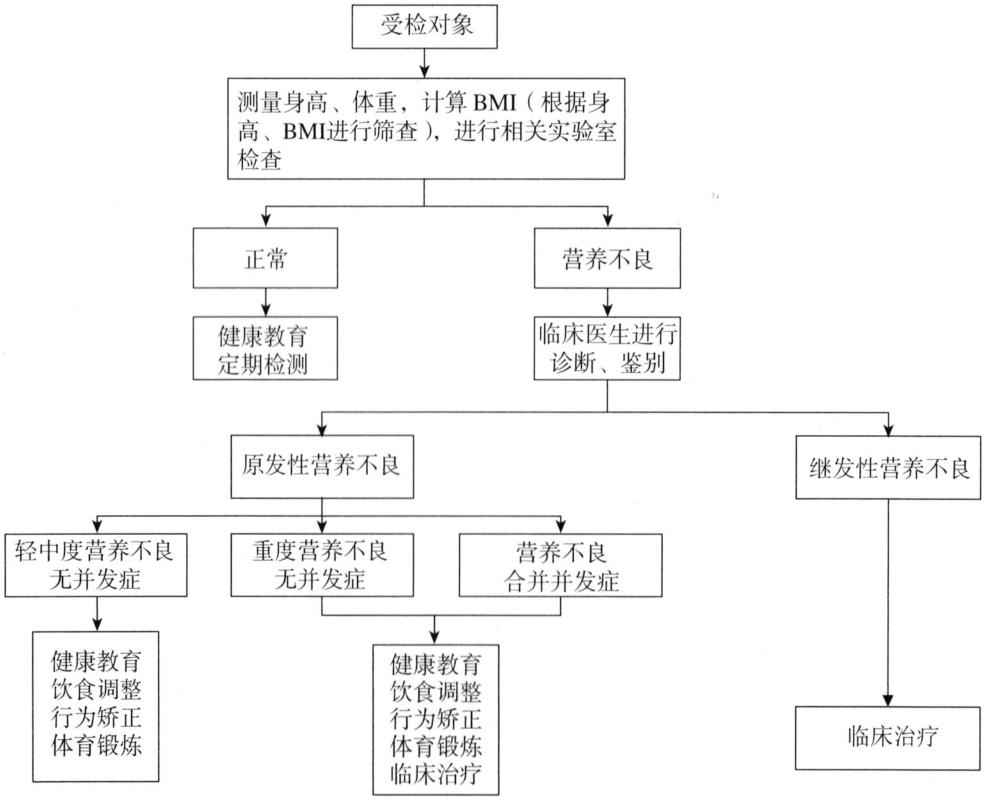

图 2-2　青少年营养不良筛查和处理流程图

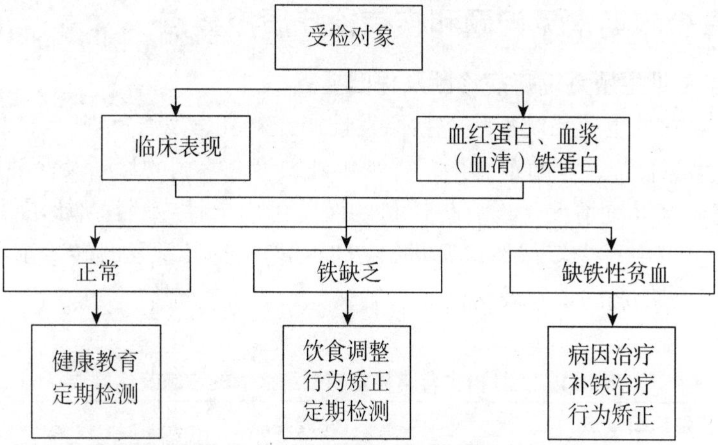

图 2-3　青少年缺铁性贫血筛查及处理流程图

表2-10　青少年相关心理疾病的筛查评估与保健要点

疾病	评估工具/内容	保健要点
• 青春期焦虑 （1）分离焦虑：害怕与父母或照顾者分离 （2）泛焦虑症：对日常生活中多方面的事情感到焦虑或者担忧	SDS、SAS 等量表	• 在家庭方面，父母对子女不应过分控制、厌弃或过分保护。对于事情的处理，父母不应选择逃避的方式 • 应关注青少年面对的一些生活中的转变或外在压力 • 咨询疏导及转诊
• 青春期抑郁：以青少年显著而持久的心境低落为主要临床特征	中学生心理健康量表（王极盛教授编制）、PHQ-9	• 积极参加户外运动，放松自己 • 释放自己的情绪，合理宣泄 • 睡前适度饮食 • 患者无法自我调节时，需专业医生进行心理咨询 • 症状较重或有自伤 / 自杀倾向等，需专科抗抑郁药物治疗
• 学习障碍（LD）：一种学习技能的发育障碍。这类儿童并非呆傻或愚笨（智商都在 70 以上），而是从发育的早期阶段起，获得技能的正常方式受损，表现在阅读、计算或绘画等单一方面的能力低下，而其他技能均正常。所以常出现某一门功课的成绩好，而另一门成绩差的偏科现象	学习障碍筛查量表（PRS 量表）	及时识别，转诊专科治疗
• 青少年妊娠相关心理问题 （1）脆弱的应对心理：放大感情中遇到的小挫折，甚至酿成自杀或他杀案件 （2）无所谓心理：对妊娠满不在乎，意识不到其行为的严重性 （3）严重者性侵害阴影影响其一生，也可能出现抑郁、焦虑等心理障碍	SDS、SAS、SCL-90、PHQ-9 等量表	• 家庭及社会宽容、抚慰 • 鼓励其释放自己的情绪 • 提供咨询热线，或给予青少年能接受的适当的心理咨询与疏导 • 严重时转诊专科治疗

注：PHQ-9，患者健康问卷；SAS，Self-Rating Anxiety Scale，焦虑自评量表；SCL-90，症状自评量表；SDS，Self-Rating Depression Scale，抑郁自评量表。

（四）青少年期常见问题和疾病诊疗质控要点

1. 青少年常见生殖系统疾病诊断及保健要点

女性青少年常见生殖系统疾病包括原发性痛经、乳房发育问题、异常子宫出血、闭经、青春期多囊卵巢综合征、生殖道感染、青少年妊娠等，疾病的诊断及保健要点见表 2-11。

根据医院科室设置情况，设有男性科的医院可由男性专科医师诊断与治疗，没有设置男性专科的医院可由青少年保健医师进行初步筛查，有异常及时转诊至男性专科。男性青少年常见生殖系统疾病的识别及保健要点见表 2-12。

表2-11　女性青少年常见生殖系统疾病的诊断及保健要点

疾病	诊断/鉴别诊断要点	保健要点
原发性痛经	在行经前后或经期出现下腹疼痛、坠胀，伴腰酸或其他不适，严重者影响日常生活和学习，排除生殖系统其他疾病	• 正确认识月经，消除紧张和顾虑，足够的睡眠、规律而适度的体育锻炼，戒烟 • 必要时药物治疗
乳腺发育问题	女性发育过程中出现乳房过大或过小、双侧乳房发育不均、乳房不发育、乳房畸形和乳房包块等，明确诊断，必要时行影像、内分泌等相关检查	• 健康宣教。发育结构正常者，排除焦虑，给予营养和锻炼指导 • 针对原发性病因，转专科治疗。如伴有原发性闭经或其他先天性缺陷，行进一步检查以排除其他先天性的疾病，及早治疗 • 结合身体发育及性成熟情况综合判断，不过早下结论
异常子宫出血	月经频率、经期长度和经量中有任何 1 项异常，有源自子宫的出血。需排除：妊娠相关疾病，生殖器官肿瘤，感染，生殖道损伤，全身性疾病，血液系统疾病，肝、肾等重要脏器疾病、甲状腺疾病，生殖系统发育畸形，外源性激素及异物引起的不规则出血等	• 依据诊疗规范进行止血，调整月经周期 • 无性生活者激素治疗失败或疑有器质性病变，转专科治疗
闭经	原发性闭经：年龄超过 16 岁、女性第二性征已发育的月经还未来潮者，或年龄大于 14 岁尚无第二性征发育者	• 依据诊疗规范中的诊断步骤进行诊断 • 辅助检查：不明病因者需要通过功能试验（如药物撤退性试验、垂体兴奋试验）、激素测定、影像学、性染色体检查等协助诊断 • 明确诊断后按诊疗规范进行治疗或转诊
	继发性闭经：正常月经周期建立后月经停止 6 个月，或者按自身原来月经周期计算停经 3 个周期以上	• 依据诊疗规范中的诊断步骤进行诊断 • 有性生活者首先排除妊娠可能，其他辅助检查同上 • 明确诊断后按诊疗规范进行治疗或转诊 • 重视精神情感创伤、营养不良、过度肥胖等诱因，强调心理治疗、均衡营养、适度运动
青春期多囊卵巢综合征（PCOS）	• 初潮后月经稀发持续至少 2 年或闭经 • 高雄激素临床表现或高雄激素血症 • 超声下卵巢多囊性改变（PCOM）表现 • 同时应排除其他疾病	• 调整生活方式，管理体重，戒烟酒，控制血糖 • 调整月经周期 • 关注心理健康

续表

疾病	诊断/鉴别诊断要点	保健要点
生殖道感染	阴道分泌物检验： • 滴虫阳性 • 外阴阴道白念珠菌阳性 • 线索细胞阳性、胺试验阳性、PH > 4.5 等	• 积极寻找病因，查找传染源 • 必要时需进行相关检查排除阴道异物及肿瘤 • 指导正确的便后擦拭方法 • 按照诊疗规范合理用药，给予口服用药或局部用药时需详细告知用药方法 • 避免长期服用抗生素及糖皮质激素类药物
青少年妊娠	• 有无保护性交史 • 停经和 / 或伴恶心、呕吐等 • 妇科检查：子宫增大 • 辅助检查：血 HCG 升高 • 经超声诊断为妊娠	• 安全性行为教育 • 采用“同伴教育”，利用朋友、同辈间的影响力，通过发展青少年的自我教育和自助群体，抵御来自社会和媒介的消极影响 • 开展友好服务，为青少年妊娠提供适宜的终止妊娠方法，并做好流产后保健工作

注：HCG，人绒毛膜促性腺素。

表2-12　男性青少年常见生殖系统疾病的识别及保健要点

疾病	识别要点	保健要点
包皮过长	• 非勃起状态下龟头不能外露，勃起时龟头能外露 • 包皮口无狭窄环，包皮可上翻 • 阴茎显露正常	• 注意局部卫生，保持清洁干燥，清洗时常上翻包皮 • 如发现包皮炎症，需及时对症处理 • 反复炎症造成包皮口瘢痕挛缩、无弹性和扩张能力，需手术干预者转诊
包茎	• 阴茎勃起与非勃起状态龟头均不能外露 • 包皮口有狭窄环或包皮口呈瘢痕状态、无弹性 • 阴茎显露正常	• 注意局部清洁，定期逐步上翻包皮 • 如包皮上翻困难或无法上翻，及时转诊 • 如出现包皮上翻后不能回位，则为包皮嵌顿，需及时转诊治疗
隐匿性阴茎	• 阴茎体回缩，外观短小、呈鸟嘴样 • 压迫会阴部脂肪，阴茎体可正常显露 • 阴茎发育正常	• 如伴有肥胖，需减肥；12 岁前经减肥仍不能自愈，及时转诊 • 注意保持局部清洁卫生 • 对伴有反复包皮龟头炎者及时转诊
精索静脉曲张	• 多见于左侧 • 站立位时阴囊内可触及质软血管团块，乏氏试验时加重，严重者阴囊内可见条索状血管团 • 平卧位时，阴囊内血管团块可消失，如不消失，则考虑存在继发性病变，如腹膜后肿瘤等 • 阴囊彩超检查精索内静脉内径 ≥ 1.8 mm，并可见血液反流 • 青少年左侧精索静脉曲张常为胡桃夹综合征所致，需行左侧肾血管彩超检查以排除	• 避免长时间剧烈运动 • 定期随访，注意睾丸大小。如出现患侧睾丸体积缩小，呈萎缩趋势，需手术治疗及时转诊 • 如伴有睾丸疼痛，影响生活，考虑手术治疗，及时转诊 • 16 岁以上青少年定期复查精液，如出现精液质量下降，及时转诊 • 如合并胡桃夹综合征，可等待观察，18 岁后如不能减轻，出现睾丸萎缩或生育力受损，及时转诊治疗

2．青少年性发育异常识别与保健要点

青少年性发育异常包括性早熟、性发育迟缓、性发育异常等，其识别与保健要点见表2-13。

表2-13 青少年性发育异常识别与保健要点

疾病	识别要点	保健要点
性早熟（中枢性）	• 第二性征发育提前，并按照正常发育程序进展 • 有性腺发育依据，女童以B超影像判断，男童睾丸容积 ≥ 4 ml • 发育过程中呈现身高突增（病程短者可能不出现） • 促性腺激素升高至青春期水平 • 骨龄提前（非特异性）	• 开展有针对性的健康教育及指导，提高患者及家长依从性 • 进行生长发育动态监测（身高、体重、体质指数、骨龄）、性发育动态监测（乳腺分期、睾丸容积等），评估性发育的顺序及进程 • 对身高增长延迟（参考值见附表2-6）的儿童进行动态评估，及时治疗 • 追踪随访 • 必要时多学科会诊或转诊
性发育迟缓	• 青春期发育落后于正常人群平均年龄 2 ～ 2.5 个标准差 • 青春期女性 13 岁以后仍未出现乳房发育，男性 14 岁以后仍无睾丸体积明显增大迹象（睾丸容积 < 4 ml）和（或）无第二性征发育的征兆 • 青春期进程受阻：女性超过 16 岁或青春期启动 5 年后仍无月经初潮，男性青春期启动 5 年后仍未完成第二性征的发育 • 相关评估检查：包括内分泌、染色体及影像学检查等结果异常	
性发育异常	• 任何年龄出现的男性女性化或女性男性化的表型特征，均提示应该考虑性发育异常 • 体检时应注意面中线结构异常如唇裂、腭裂或嗅觉异常等，提示可能存在下丘脑－垂体的异常 • 基本评估：通过染色体核型含 SRY 基因、性腺查体及影像学检查，以及外生殖器雄性化评分或者外阴性别评估 3 个层面，临床初步评估生物性别 • 性腺功能评估：基础激素检测和 3 个激发试验 • 病因诊断：综合判断	

五、医疗保健诊疗信息管理

科室建立常规质量监测指标，定期收集数据、对监测结果进行分析，发现问题后及时采取措施解决问题，不断提高青少年保健服务质量管理水平。具体监测指标见表 2-14。

表2-14　青少年保健门诊质量监测指标

指标名称	计算公式	数据来源	监测频率
健康教育人次		门诊登记	月
营养指导人次		门诊登记	月
心理指导人次		门诊登记	月
转诊人次		转诊登记	月
转介人次		转介登记	月
服务对象满意率（%）	对服务满意人数 / 调查服务对象人数 ×100%	满意度调查	月

六、案例分析

（一）棉签上棉球遗落阴道

1．病史介绍

患者，18 岁，学生，因“阴道分泌物增多伴异味两周”于 2017 年 4 月来院就诊，否认有性生活史。门诊就诊时，医生对其进行常规妇科外阴视诊后，用小棉签在阴道口进行阴道分泌物取样，取样后发现小棉签上的棉球缺失，用小指试取未能找到。后经院内职能部门协调，第二天请腔镜科大夫利用细管宫腔镜行阴道检查，未发现小棉球脱落于阴道。

2．原因分析

（1）医生取材时是否检查了棉签？是否看清所用棉签上有无棉球？

（2）医生的技能问题：遇到棉签脱落时采取正确的补救措施。

（3）棉签的质量问题：需要检查同一批次的材料是否合格。

（4）院内应急流程问题：能否当天解决，而不是让患者第 2 天再来？

3．改进措施

（1）加强对医师的教育与培训，在对青少年进行阴道分泌物取材时要对使用的棉签仔细检查。取较为合适的棉签，左右轻轻分开患者阴道口小阴唇，小棉签沿阴道口后缘轻轻滑入 2 ～ 3 cm，并旋转 2 ～ 3 圈取分泌物后缓慢退出阴道。小棉签退出时，注意观察棉签头是否脱落。

（2）加强对医师技能的培训，一旦发生棉球脱落，可用肛查的手法托起阴道后壁，最大可能地暴露出阴道口，查看棉球的部位，然后取出。

（3）通知采购中心对所采购的棉签进行质量检查。

（4）医院制定相关处理流程，并确定最经济、对患者伤害最小的解决方案。一旦发生此类事件，医师可按处理流程执行，避免事件发生时手足无措及放大患者焦虑情绪。

（二）及时发现性发育迟缓——先天性卵巢功能发育不全病例

1．病史介绍

患儿，女，14 岁 2 个月。足月顺产，系第一胎第一产，出生时体重 2400 g，无窒息史。因“发现身高未增 2 年，未来月经”来我院就诊。患儿家长发现其自 12 岁起身高矮于同龄儿童，且至今未见月经来潮，近一年身高增加 2 cm。该患儿学业成绩良好，无视、听、嗅障碍，无慢性病史或头部外伤史。患儿父母表型、智力正常，身体健康，非近亲婚配，身高分别为 170 cm 和 158 cm。母孕期无发热、服药及有害物质接触史，无家族性遗传病史。

2．体格检查

身高 146.4 cm，体重 52.9 kg。查体：精神反应好，后发际不低，颈短无蹼。鼻梁不低，耳位正常，无下颌畸形。无盾状胸，乳距不宽，双乳 B4 期。心肺及腹部查体未见异常。外生殖器：阴毛发育 Tanner 分期 P3 期，外阴发育未见畸形，少许白色分泌物。无肘外翻，双手指未见畸形。

3．辅助检查

（1）外周血淋巴细胞染色体核型检查结果为 46，Xi（Xp）。

（2）盆腔 B 超检查：子宫发育，双侧卵巢未见占位，每侧均可见发育中的卵泡 2 ～ 4 个，最大卵泡 4 mm × 6 mm，子宫、卵巢小于同龄儿。

（3）血性激素：黄体生成素（LH）为 12.81 mIU/ml，卵泡刺激素（FSH）为 13.23 mIU/ml。生长激素（GH）运动筛查试验：GH 14.56 ng/dl。

其余血液检查项目：肝肾功能、甲状腺功能及肿瘤标志物等未见异常。

（4）左手腕 X 线骨龄片：骨龄发育相当于 12 岁。

（5）心脏超声：室间隔缺损。

（6）双肾超声：未见异常。

（7）垂体 MRI 平扫加增强：未见异常。

4．临床诊断

Turner 综合征（嵌合型）。

5．病例特点

（1）青春期女孩，以身高不增就诊。

（2）除第二性征发育欠佳外，身材偏矮胖，其余查体未见明显异常。

（3）骨龄延迟。

（4）家族史中父母无青春期发育延迟的情况。

（5）生长激素不低，无甲状腺功能低下证据。

（6）有心脏结构异常。

（7）染色体核型检查确诊。

6．治疗方案

（1）患儿身高偏矮，征得其本人及家长同意后使用生长激素行促生长治疗。

（2）患儿年已 14 岁，第二性征发育欠佳，加用小剂量雌激素促进第二性征发育。治疗 11 个月后月经出现，但仍不规律，遂在雌激素治疗的基础上加用孕激素，做人工周期。

7．经验分享

Turner 综合征（简称 TS）是最常见的染色体病之一，是一种 X 染色体数目或结构异常的疾病。TS 的主要临床特征包括生长速率下降、身材矮小及原发性卵巢功能不足等。由于 TS 患儿可携带 X 单体、性染色体嵌合体或有性染色体结构异常，导致患儿表型变异大，使该病的诊断，特别是早期识别存在一定困难。该例患者除第二性征发育略欠佳外，没有其他明显的异常体征，如果没有及时进行染色体检查，可能会导致漏诊或延迟诊断。

本案例经验在于发现患者有性征发育欠佳时，及时进行病因的检查，明确病因后给予相应的治疗。患者经相应激素治疗后身高增长 5 cm，经人工周期治疗，有周期性撤退性出血；1 年后骨龄增至 13.5 岁，身高增长至 151.2 cm，2 年后骨龄达 15 岁，身高 154.3 cm，应家长要求停用生长激素。18 岁时身高 154.9 cm，超声显示：子宫体积 $38 \times 22 \times 32\ mm^3$，继续口服雌孕激素周期治疗。

附录

附录2-1　6～18岁男、女儿童年龄别BMI筛查超重与肥胖界值

单位：kg/m^2

年龄（岁）	男生		女生	
	超重	肥胖	超重	肥胖
6.0～	16.4	17.7	16.2	17.5
6.5～	16.7	18.1	16.5	18.0
7.0～	17.0	18.7	16.8	18.5
7.5～	17.4	19.2	17.2	19.0
8.0～	17.8	19.7	17.6	19.4
8.5～	18.1	20.3	18.1	19.9
9.0～	18.5	20.8	18.5	20.4
9.5～	18.9	21.4	19.0	21.0
10.0～	19.2	21.9	19.5	21.5
10.5～	19.6	22.5	20.0	22.1
11.0～	19.9	23.0	20.5	22.7
11.5～	20.3	23.6	21.1	23.3
12.0～	20.7	24.1	21.5	23.9
12.5～	21.0	24.7	21.9	24.5
13.0～	21.4	25.2	22.2	25.0
13.5～	21.9	25.7	22.6	25.6
14.0～	22.3	26.1	22.8	25.9
14.5～	22.6	26.4	23.0	26.3
15.0～	22.9	26.6	23.2	26.6
15.5～	23.1	26.9	23.4	26.9
16.0～	23.3	27.1	23.6	27.1
16.5～	23.5	27.4	23.7	27.4
17.0～	23.7	27.6	23.8	27.6
17.5～	23.8	27.8	23.9	27.8
18.0～	24.0	28.0	24.0	28.0

①体质指数（BMI），计算公式：BMI = 体重（kg）/ 身高^2（m^2）。BMI 计算公式中，身高、体重都应使用实测值。
②年龄的计算方法：年龄以半岁为单位，一律使用实足年龄。
实足年龄计算为调查日期减去出生日期，指从出生到计算时为止共经历的周年数，本标准中以半岁为单位。
③超重：BMI 大于或等于相应性别、年龄组“超重”界值点且小于“肥胖”界值点者。
④肥胖：BMI 大于或等于相应性别、年龄组“肥胖”界值点者。

附录2-2　不同人群体脂肪含量判断肥胖标准

性别	年龄（岁）	轻度肥胖	中度肥胖	重度肥胖
男性	适合各年龄	[20%，25%)	[25%，30%)	≥ 30%
女性	≤ 14	[25%，30%)	[30%，35%)	≥ 35%
	≥ 15	[30%，5%)	[35%，40%)	≥ 40%

备注：上表为我国学者用皮褶厚度建立估计体脂含量百分比的回归方程，用该方法推算的体脂率和判定的肥胖程度。此测量结果易受身高、肌肉发达程度等影响而产生误差，对实际应用不利，使用时应予充分注意。

摘自：张欣，马军 . 儿童少年卫生学 [M]. 2 版，北京：科学出版社，2017：105.

附录2-3　6 ~ 18岁男、女儿童分年龄BMI筛查消瘦界值范围

单位：kg/m²

年龄（岁）	男生		女生	
	中重度消瘦	轻度消瘦	中重度消瘦	轻度消瘦
6.0 ~	≤ 13.2	13.3 ~ 13.4	≤ 12.8	12.9 ~ 13.1
6.5 ~	≤ 13.4	13.5 ~ 13.8	≤ 12.9	13.0 ~ 13.3
7.0 ~	≤ 13.5	13.6 ~ 13.9	≤ 13.0	13.1 ~ 13.4
7.5 ~	≤ 13.5	13.6 ~ 13.9	≤ 13.0	13.1 ~ 13.5
8.0 ~	≤ 13.6	13.7 ~ 14.0	≤ 13.1	13.2 ~ 13.6
8.5 ~	≤ 13.6	13.7 ~ 14.0	≤ 13.1	13.2 ~ 13.7
9.0 ~	≤ 13.7	13.8 ~ 14.1	≤ 13.2	13.3 ~ 13.8
9.5 ~	≤ 13.8	13.9 ~ 14.2	≤ 13.2	13.3 ~ 13.9
10.0 ~	≤ 13.9	14.0 ~ 14.4	≤ 13.3	13.4 ~ 14.0
10.5 ~	≤ 14.0	14.1 ~ 14.6	≤ 13.4	13.5 ~ 14.1
11.0 ~	≤ 14.2	14.3 ~ 14.9	≤ 13.7	13.8 ~ 14.3
11.5 ~	≤ 14.3	14.4 ~ 15.1	≤ 13.9	14.0 ~ 14.5
12.0 ~	≤ 14.4	14.5 ~ 15.4	≤ 14.1	14.2 ~ 14.7
12.5 ~	≤ 14.5	14.6 ~ 15.6	≤ 14.3	14.4 ~ 14.9
13.0 ~	≤ 14.8	14.9 ~ 15.9	≤ 14.6	14.7 ~ 15.3
13.5 ~	≤ 15.0	15.1 ~ 16.1	≤ 14.9	15.0 ~ 15.6
14.0 ~	≤ 15.3	15.4 ~ 16.4	≤ 15.3	15.4 ~ 16.0
14.5 ~	≤ 15.5	15.6 ~ 16.7	≤ 15.7	15.8 ~ 16.3
15.0 ~	≤ 15.8	15.9 ~ 16.9	≤ 16.0	16.1 ~ 16.6
15.5 ~	≤ 16.0	16.1 ~ 17.0	≤ 16.2	16.3 ~ 16.8
16.0 ~	≤ 16.2	16.3 ~ 17.3	≤ 16.4	16.5 ~ 17.0
16.5 ~	≤ 16.4	16.5 ~ 17.5	≤ 16.5	16.6 ~ 17.1
17.0 ~	≤ 16.6	16.7 ~ 17.7	≤ 16.6	16.7 ~ 17.2
17.5 ~ 18.0	≤ 16.8	16.9 ~ 17.9	≤ 16.7	16.8 ~ 17.3

①体质指数（BMI），计算公式：BMI = 体重（kg）/ 身高 ^{2}（m^2）。BMI 计算公式中，身高、体重都应使用实测值。

②年龄的计算方法：年龄以半岁为单位，一律使用实足年龄。

实足年龄计算为调查日期减去出生日期，指从出生到计算时为止共经历的周年数，本标准中以半岁为单位。

③轻度消瘦：BMI 处于相应性别、年龄组“轻度消瘦”界值范围者。

④中重度消瘦：BMI 小于或等于相应性别、年龄组“中重度消瘦”界值范围者。

附录2-4　人群贫血的判定指标及判定值（海拔1000 m以下）

年龄或性别	血红蛋白含量		红细胞比容（L/L）
	g/L	mmol/L	
半岁～	110	6.83	0.33
5 岁～	115	7.13	0.34
12 岁～	120	7.45	0.36
女性 15 岁～	120	7.45	0.36
男性 15 岁～	130	8.07	0.39
妊娠女性	110	6.83	0.33

转换系数：100 g 血红蛋白 = 6.20 mmol 血红蛋白 =0.30 L/L 红细胞比容。

血红蛋白值受长期生活地区海拔高度影响，在 1000 m 海拔高度以上地区生活半年以上人群应进行血红蛋白值校正。

附录2-5　≥5岁人群铁缺乏筛查的判定指标及判定值

判断条件	血浆（血清）铁蛋白（μg/L）
CRP ≤ 5 mg/L 且 AGP ≤ 1 g/L	25
CRP > 5 mg/L 或 AGP > 1 g/L	32
CRP > 5 mg/L 且 AGP > 1 g/L	46

CRP，C 反应蛋白；AGP，α_1 酸性糖蛋白。

①在机体炎症状态下血浆（血清）铁蛋白水平会升高，应联合检测 C 反应蛋白、α_1 酸性糖蛋白指标进行缺铁性贫血的判定。

②当实测的血浆（血清）铁蛋白含量小于判定值，则判定为铁缺乏。

附录2-6　6～18岁男、女学龄儿童青少年分年龄身高筛查生长迟缓界值范围

单位：cm

年龄（岁）	男生	女生
6.0 ～	≤ 106.3	≤ 105.7
6.5 ～	≤ 109.5	≤ 108.0
7.0 ～	≤ 111.3	≤ 110.2
7.5 ～	≤ 112.8	≤ 111.8
8.0 ～	≤ 115.4	≤ 114.5
8.5 ～	≤ 117.6	≤ 116.8
9.0 ～	≤ 120.6	≤ 119.5
9.5 ～	≤ 123.0	≤ 121.7
10.0 ～	≤ 125.2	≤ 123.9
10.5 ～	≤ 127.0	≤ 125.7
11.0 ～	≤ 129.1	≤ 128.6
11.5 ～	≤ 130.8	≤ 131.0
12.0 ～	≤ 133.1	≤ 133.6
12.5 ～	≤ 134.9	≤ 135.7
13.0 ～	≤ 136.9	≤ 138.8
13.5 ～	≤ 138.6	≤ 141.4
14.0 ～	≤ 141.9	≤ 142.9
14.5 ～	≤ 144.7	≤ 144.1
15.0 ～	≤ 149.6	≤ 145.4
15.5 ～	≤ 153.6	≤ 146.5
16.0 ～	≤ 155.1	≤ 146.8
16.5 ～	≤ 156.4	≤ 147.0
17.0 ～	≤ 156.8	≤ 147.3
17.5 ～ 18.0	≤ 157.1	≤ 147.5

①年龄的计算方法：年龄以半岁为单位，一律使用实足年龄。

实足年龄计算为调查日期减去出生日期，指从出生到计算时为止共经历的周年数，本标准中以半岁为单位。

②生长迟缓：身高小于或等于相应性别、年龄组“生长发育迟缓”界值范围者。

参考文献

[1] 熊庆，吴康敏．妇女保健学［M］．北京：人民卫生出版社，2014：66-66．

[2] 孙长颢．营养与食品卫生学［M］．8 版．北京：人民卫生出版社，2017：166-167．

[3] 徐荣彬，靳丹瑶，宋逸，等．2015 年中国青少年疾病负担研究［J］．中华预防医学杂志，2017，51(10)：910-914．

[4] 中国营养学会．中国居民膳食指南 2016［M］．北京，人民卫生出版社，2016：230-243．

[5] 陈春明. 中国学龄儿童少年超重和肥胖预防与控制指南 [M]. 北京：人民卫生出版社，2008：33-33.
[6] 张欣，马军. 儿童少年卫生学 [M]. 2版，北京：科学出版社，2017：105.
[7] 葛均波，徐永健，王辰. 内科学 [M]. 9版，北京：人民卫生出版社，2018：541-543.
[8] 学龄儿童青少年超重与肥胖筛查：WS/T 586—2018 [S]. 2018.
[9] 学龄儿童青少年营养不良筛查：WS/T456—2014 [S]. 2014.
[10] 人群健康监测人体测量方法：WS/T424—2013 [S]. 2013.
[11] 学生餐营养指南：WS/T554—2017 [S]. 2017.
[12] 人群铁缺乏筛查方法：WS/T465—2015 [S]. 2015.
[13] 人群贫血筛查方法：WS/T441—2013 [S]. 2013.
[14] 杨菲菲，赵景欣. 青少年暴力犯罪的危险评估 [J]. 青少年研究（山东省团校学报），2011（4）：1-6.
[15] 方晓义，刘璐，邓林园，等. 青少年网络成瘾的预防与干预研究 [J]. 心理发展与教育，2015，31（1）：100-107.
[16] 徐继英，姚海宏，李新建，等. 上海市青少年吸烟行为及其影响因素分析 [J]. 环境与职业医学，2008，10（25）：429-433.
[17] 林丹华，范兴华. 环境和个体因素与青少年饮酒行为的关系 [J]. 心理发展与教育，2010，3（15）：288-294.
[18] Martino S C，Ellickson P L，McCaffrey D F. Multiple trajectories of peer and parental influence and their association with the development of adolescent heavy drinking [J]. Addictive Behaviors，2009，34（8）：693-700.
[19] 林丹华，杨阿丽，王芳，等. 工读学校学生的物质滥用行为及其关键影响因素分析 [J]. 心理发展与教育，2009，25（4）：101-108.
[20] 何珩. 中国内地青少年赌博问题现状、原因及防治 [J]. 预防青少年犯罪研究，2012（11）：17-24.
[21] 梁维科. 青少年手机游戏成瘾对策初探 [J]. 社会人文，2012，14（3）：143-144.
[22] 王小莉，杨婕. 江苏省青少年意外伤害认知情况及相关因素分析 [J]. 江苏预防医学，2013，24（4）：28-30.
[23] 薛晖，郭科军. 青春期女性生殖器官肿瘤的诊治 [J]. 中国实用妇科与产科杂志，2010，26（07）：508-510.
[24] 范爱萍，薛凤霞. 青春期女性生殖道炎症的诊治 [J]. 中国实用妇科与产科杂志，2010，26（07）：510-514.
[25] 中华医学会妇产科学会妇科内分泌学组. 异常子宫出血诊断与治疗指南 [J]. 中华妇产科杂志，2014，49（11）：801-806.
[26] 中华医学会妇产科学分会内分泌学组. 田秦杰. 闭经诊断与治疗指南（试行）[J]. 中华妇产科杂志，2011，46（9）：712-716.
[27] 中华医学会妇产科学会内分泌学组，多囊卵巢综合征中国诊疗指南 [J]. 中华妇产科杂志，2018，53（1）：2-6.
[28] 颜纯，王慕逖. 小儿内分泌学 [M]. 2版，北京：人民卫生出版社，2006：180.
[29] 中华医学会儿科学分会内分泌遗传代谢学组，《中华儿科杂志》编辑委员会. 中枢性性早熟诊断与治疗共识（2015）[J]. 中华儿科杂志，2015，53（6）：412-418.
[30] 李旻，潘凌亚，黄惠芳，等. 青春期少女卵巢上皮性肿瘤的临床特点及治疗 [J]. 中华妇产科杂志，

2004（09）：25-28.
[31] 吴海静，张国楠．青春期前妇科恶性肿瘤的诊治原则［J］．实用妇产科杂志，2010，26（12）：890-893.
[32] 薛晖，郭科军．青春期女性生殖器官肿瘤的诊治［J］．中国实用妇科与产科杂志，2010，26（7）：511-514.
[33] Albers P，Albrecht W，Algaba F，et al．Guidelines on testicular cancer［J］．Eur Urol，2005，48（6）：885-894.
[34] 吴阶平．泌尿外科［M］．济南：山东科学技术出版社，1993：506-524.
[35] 华积德．肿瘤外科学［M］．北京：人民军医出版社．1995：2237-2249.
[36] Jacobsen G K，Henriksen O B，von der Maase H．Carcinoma in situ of testicular tissue adjacent to malignant germ-cell tumors：a study of 105 cases［J］．Cancer，1981，47（11）：2660-2662.
[37] 中华医学会儿科学分会内分泌遗传代谢学组，《中华儿科杂志》编辑委员会．Turner 综合征儿科诊疗共识［J］．中华儿科杂志，2018，56（6）：406-413.
[38] Kursh E D．What is the incidence of varicocele in a fertile population Fertil Steril，1987，48（3）：510-511.
[39] World Health Organization．The influence of varicocele on parameters of fertility in a large group of men presenting to infertility clinics［J］．Fertil Steril，1992，57（6）：1289-1293.
[40] 吴阶平．吴阶平泌尿外科学［M］．济南：山东科学技术出版社，2004：1952-1953.
[41] 李宏军，张志超，高瞻，等．联合迈之灵治疗慢性前列腺炎伴精索静脉曲张随机平行对照的多中心研究［J］．中华泌尿外科杂志，2013，34（6）：435-439.
[42] 吴思镝，罗学荣．青少年欺负行为研究进展［J］．国际精神病学杂志，2017，44（01）：20-22.
[43] 杨菲菲，赵景欣．青少年暴力犯罪的危险评估［J］．青少年学刊，2011（4）：1-6.
[44] Leong C H，Wu A M，Poon M M．Measurement of perceived functions of non-suicidal self-injury for Chinese adolescents［J］．Arch Suicide Res，2014，18（2）：193-212.
[45] 刘婉，万宇辉，陶芳标，等．青少年非自杀性自伤行为评估方法研究进展［J］．中国公共卫生，2016，32（04）：478-481.
[46] 傅燕艳，邹仪瑄，杨丽霞，等．中学生应对方式与自杀相关行为的关系分析［J］．现代预防医学，2018，45（20）：3760-3765.
[47] Pelligrini A D，Long J D. A longitudinal study of bullying dominance，and victimization during the transition from primary school through secondary school［J］．Br J Dev Psychol，2002，20：259-280.
[48] 姜英杰，李广，邵涵玉．欺负行为测量：问题及解决［J］．心理科学，2007，30（3）：654-656.
[49] 王极盛，丁新华．中学生抑郁与其相关影响因素的综合研究［J］．中国学校卫生，2003（04）：336-338.

第三章　更年期保健质量与安全管理

一、组织管理

（一）成立科室质量管理工作小组

成立科室质量与安全管理小组，科主任任组长，成员包括科主任、高年资医师、护士长（组长），明确人员职责。

（二）质量管理工作小组职责

1．制订更年期保健质量管理方案和工作计划并组织实施，明确管理目标，定期评估。

2．定期对科室医务人员开展相关法律法规、工作制度、诊疗常规 / 规范等技术文件的培训，检查并督促落实。

3．定期进行更年期保健质量的自查工作，督促专科制度、诊疗规范的执行。

4．定期监测、分析更年期保健质量管理指标。每月召开科室质量分析会议，对存在的问题及时整改，追踪整改效果。

5．建立科室质量管理手册，按时记录科室质量分析会议、培训、监测指标结果以及质量持续改进活动等，完善档案管理。

二、医务人员资格认证、能力评估和服务授权

（一）依法执业

1．从事更年期保健的各级医师、护理人员应取得医师执业资格和护士执业资格，不超范围执业。执业医师根据国家规定接受住院医师规范化培训。

2．专科人员应具备妇产科和妇女保健专业知识与技能，定期接受内分泌、心理、营养等相关专业培训，考核合格。

（二）资格认证

根据更年期保健的岗位设置，对不同岗位的人员资质和能力进行评估，明确岗位职责（表 3-1）。

表 3-1　更年期保健主要岗位人员资质与职责

岗位	资质	职责
科主任	• 具备妇产科或妇女保健专业副主任医师及以上职称，从事妇科或妇女保健工作满 8 年 • 具备妇产科、妇女保健扎实的医学理论基础和临床操作技能 • 承担更年期相关疾病的诊断与治疗、更年期 / 老年期的保健指导、老年期相关疾病的防治与康复、更年期营养咨询与指导、更年期常见心理问题咨询与指导、健康教育等，具备综合分析能力，以及处理更年期疑难病症的能力 • 具备跨科室合作及良好的沟通协调能力	• 全面负责更年期专科医疗、保健、教学、科研工作，以及医疗、保健全过程的流程管理、质量控制，督导护理工作质量 • 组织制订本专科的工作计划和工作制度、岗位职责、医疗保健诊疗常规 / 规范、服务流程及质量控制方案，并组织实施、督促和考核，不断完善，形成科主任负责制下的目标管理 • 组织召开科室质量分析会议等，对更年期保健质量进行分析，发现问题，持续改进 • 带领科室人员按计划完成科研、教学、培训任务 • 承担本专科相关的公共卫生职责
医师	• 获得妇产科、妇女保健专业主治医师及以上职称，从事妇科或妇女保健工作满 3 年 • 具备妇产科、妇女保健知识和临床操作技能，具有提供更年期相关疾病的诊断与治疗、更年期 / 老年期的保健指导、老年期相关疾病的防治与康复、更年期营养咨询与指导、更年期常见心理问题咨询与指导、健康教育等服务的能力 • 具有良好的医患沟通能力	• 按照诊疗规范开展诊疗工作，对疑难重症病例，及时报告上级医师会诊处理 • 做好更年期保健特殊病例的专案管理，综合分析，制定个性化的健康干预方案及健康维护方案，并定期随访、反馈、进行效果评估 • 协助科主任做好各种资料收集、整理、分析及上报工作，负责科室质量指标的监测、分析等
护士	• 获得主管护师及以上职称，从事妇科护理工作满 3 年 • 具备扎实的妇科护理理论基础及临床实践操作技能，熟练完成专科护理技术操作，掌握更年期保健健康教育 • 具备良好的医患沟通能力	• 配合科主任做好工作安排及各部门的协调工作 • 提供教育、心理、营养、运动、生活习惯、医药保健等多方面健康咨询服务，配合团队完成健康管理方案制定与落实服务

（三）服务授权

根据机构资质授权组织的统一规定，开展资质授权工作，对从事更年期保健服务的医生定期进行评估，对评估合格者授予资质，并建立个人技术考评档案。

三、医学伦理和知情同意

1．更年期保健诊疗服务应坚持有利、不伤害、公正、尊重并提供合理建议的伦理原则，履行告知义务，尊重就诊者的知情同意权。

2．检查项目必须在医生指导下由就诊者知情同意后选择，避免过度检查和治疗。

3．医生应向患者耐心解释检查结果并给予处理意见，注重沟通交流，安抚患者情绪。

4．治疗过程中涉及用药时均应解释药物作用，让就诊者知情后选择是否用药。

四、服务过程质量与安全管理

更年期保健诊疗服务过程中，为保证医疗安全，可以从以下几方面进行安全质量控制，包括病史采集、体格检查、辅助检查、更年期识别、更年期症状评估、更年期重点疾病及保健（包括激素补充治疗及相关管理、骨质疏松预防与保健、精神与心理保健等）。

（一）病史采集质控要点

1．年龄、月经史、孕产史：重点询问月经周期、经期、经量、规律性；有无生育，有无难产、大出血等异常情况。

2．既往疾病史：有无卵巢、子宫等内生殖器病变的手术史，有无恶性肿瘤放化疗病史，是否服用损害卵巢功能的药物，是否有乳腺癌、子宫内膜癌、高血压、糖尿病、血栓、偏头痛、哮喘、系统性红斑狼疮、骨质疏松等病史。

3．过敏史：是否有食物、药物过敏史，重点询问是否对性激素药物过敏。

4．家族史：重点询问一级亲属中有无乳腺癌病史。

（二）体格检查质控要点

1．体格检查：身高、体重、腰围、臀围、血压，尤其注意腰臀比。女性腰臀比大于0.8，可诊断为中心性肥胖。

2．专科检查：包括乳腺和妇科专科查体，了解有无器质性病变，注意有无阴道黏膜萎缩。

（三）辅助检查项目及评估

更年期保健诊疗过程中，必要时需进行生化检验和影像学等相关辅助检查以辅助诊疗。辅助检查项目及评估要点见表3-2。

（四）更年期识别要点

更年期是指妇女从生殖功能旺盛状态过渡到非生殖期，从育龄期至老年期之间的生理阶段，是防治更老年期慢性疾病的重要时期。

围绝经期包括绝经前的这段时间（即自出现接近绝经的内分泌、生物学改变和临床特征时起）至绝经后的第一年。围绝经期识别要点：一是月经改变（10个月内发生两次相邻月经周期长度改变≥7天），二是出现更年期症状、体征。依据《中国绝经管理与绝经激素治疗指南（2018）》，绝经相关时期划分见图3-1。

表3-2　更年期保健辅助检查项目及评估要点

检查项目	评估要点
血常规	了解有无贫血，寻找原因，给予治疗
空腹血糖、空腹胰岛素（可选）	明确是否存在糖尿病，是否需要内科治疗
血脂	了解是否存在脂代谢异常，是否需要内科治疗，是否存在口服雌激素的风险
肝功能	了解是否存在肝功能异常，是否需要内科治疗，是否存在性激素补充治疗（MHT）禁忌证和（或）口服雌激素的风险
肾功能	了解是否存在肾功能异常，是否需内科治疗，是否存在 MHT 禁忌证
血 FSH、LH、E_2	明确是否处于围绝经期、绝经期
盆腔 B 超	了解内生殖器有无器质性病变，关注子宫内膜厚度及卵巢大小
乳房 B 超或钼靶 X 线片	了解乳腺有无器质性病变，明确是否存在 MHT 慎用或禁用情况，乳腺钼靶检查每年可进行一次
宫颈 TCT 检查 /HPV	了解是否存在宫颈上皮内瘤变或宫颈癌
骨密度	反映骨质疏松程度，预测骨折风险。使用双能 X 线设备（DXA）是检测骨密度的金标准
心电图 / 超声心动图	了解是否存在心律失常、心功能异常等

注：FSH，卵泡刺激素；LH，黄体生成素；E_2，雌二醇；HPV，人乳头瘤病毒。

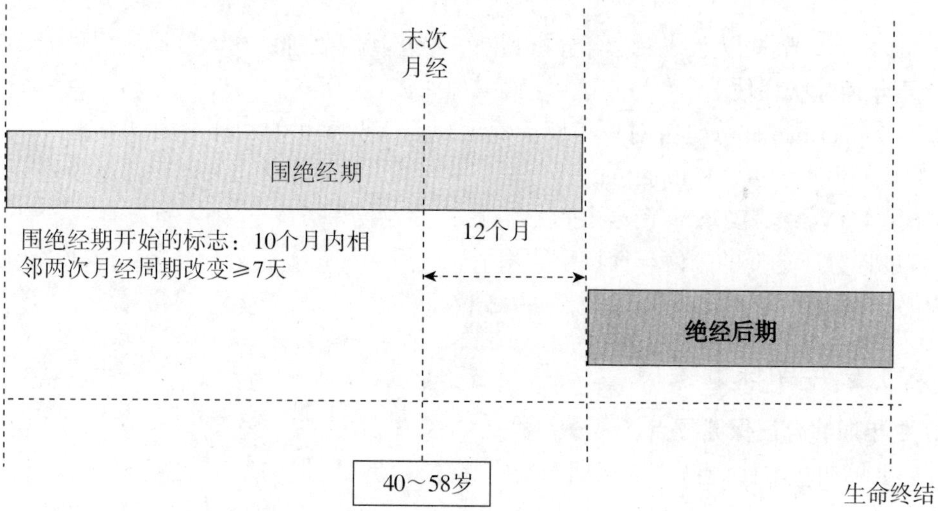

图 3-1　绝经相关时期

（五）更年期症状评估

1. 更年期初次接诊流程

更年期保健门诊初次接诊，需完成病史采集、症状评估、基本的临床检查，评估绝经

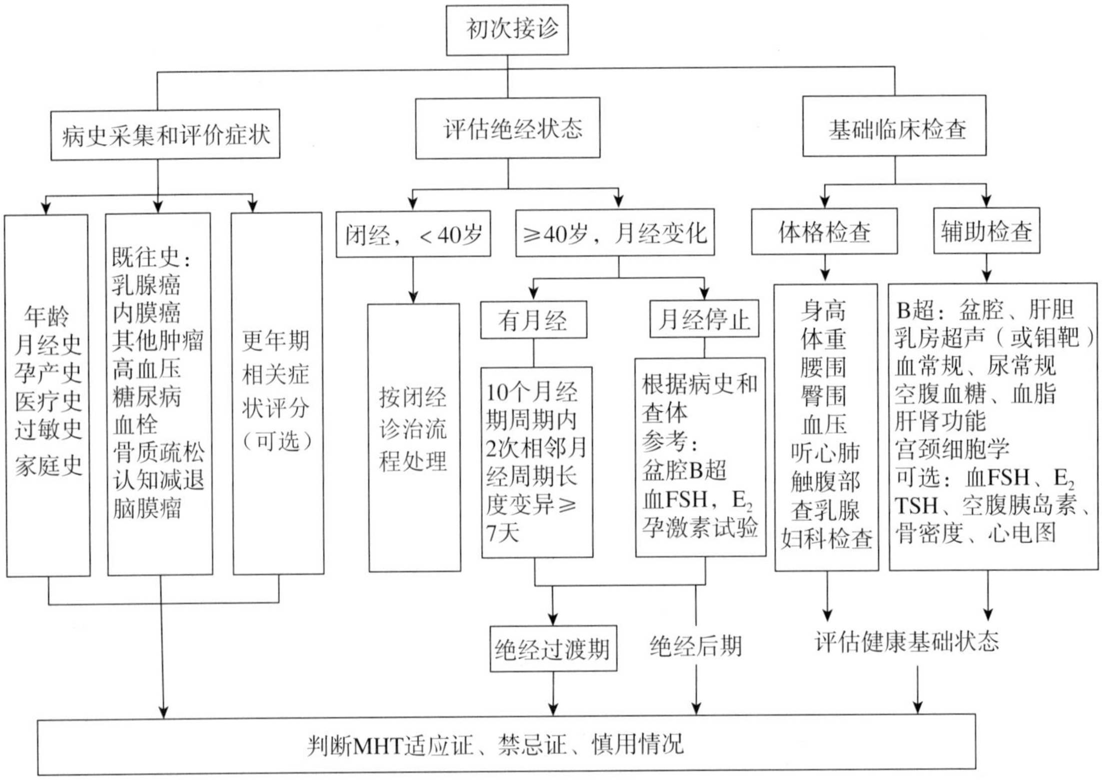

图 3-2　更年期保健门诊初次接诊流程

状态和健康状态，根据以上结果综合分析判断，给予适宜处理。初次接诊流程见图 3-2。

2．更年期症状评估

改良 Kupperman 评分是针对更年期女性出现更年期症状的测评量表（表 3-3），以确定更年期症状的严重程度。Kupperman 评分量表共包含 13 种症状，按严重程度由轻至重分为 0 ～ 3 分共 4 个等级，0 分为无该项症状，1、2、3 分分别为轻、中、重度症状。评分：将每一项程度评分所选择的分值与加权系数相乘，之后相加得到总分。分级：＞ 30 分为重度，16 ～ 30 分为中度，6 ～ 15 分为轻度，＜ 6 分为正常。

（六）更年期保健要点

1．更年期综合征保健要点

（1）更年期基本保健：让更年期妇女掌握这一特殊时期的生理卫生知识，有利于解除不必要的精神负担。同时，家庭成员、邻居、伙伴、同事们也应了解更年期的主要表现，在工作上、生活上给予她们关怀和体谅。此外，要避免过重、过累、过度紧张的工作和劳动；避免精神过度紧张，尽可能避免不良精神刺激，创造一个轻松愉快的环境；合理调整营养饮食，要做到低热量、低脂、低盐、低糖，一日三餐定时；多进行户外活动；保证充足睡眠以及保持平和的心态；尤其是当出现更年期症状时，要接受治疗。

表3-3　改良Kupperman评分表

症状	无（0分）	轻（1分）	中（2分）	重（3分）	加权系数	得分
潮热出汗	无	＜3次/日	3～9次/日	≥10次/日	4	
失眠	无	偶尔	经常，用安眠药有效	影响工作和生活	2	
烦躁易怒	无	偶尔	经常，能克制	经常不能克制	2	
忧郁多疑	无	偶尔	经常，能克制	失去生活信念	1	
性生活	正常	性欲下降	性生活困难	性欲丧失	2	
关节、肌肉痛	无	偶尔	经常，不影响功能	功能障碍	1	
眩晕	无	偶尔	经常，不影响生活	影响日常生活	1	
乏力	无	偶尔	上四楼困难	影响日常生活	1	
头痛	无	偶尔	经常，能忍受	需治疗	1	
皮肤感觉异常	无	偶尔	经常，能忍受	需治疗	2	
泌尿系统症状	无	偶尔	＞3次/年	＞1次/月	2	
心悸	无	偶尔	经常，不影响生活	需治疗	1	
感觉异常	无	与天气有关	平常有冷、热、痛、麻木感	冷、热、痛感丧失	2	
总分						

（2）性激素补充治疗（MHT）及相关管理

1）MHT的适应证、禁忌证及慎用情况：MHT是缓解更年期症状的重要治疗方法，是预防绝经后骨质疏松的有效方法，只要掌握好适应证、禁忌证、慎用情况及个体化原则，MHT是安全和有效的，对维持更年期和绝经期女性身体健康和提高生活质量具有明显的效果。MHT的适应证、禁忌证及慎用情况详见表3-4。

表3-4　MHT的适应证、禁忌证及慎用情况

项目	对应内容
适应证	• 绝经相关症状：月经紊乱、潮热、多汗、睡眠障碍、疲倦、情绪障碍（如易激动、烦躁、焦虑、紧张或情绪低落等） • 泌尿生殖道萎缩相关症状：阴道干涩、疼痛、性交痛，反复发作的阴道炎、排尿困难，反复发生泌尿系统感染、夜尿多、尿频和尿急 • 低骨量及骨质疏松症：有骨质疏松症的危险因素及绝经后骨质疏松症
禁忌证	• 已知或可疑妊娠，原因不明的阴道出血，已知或可疑患有乳腺癌，已知或可疑患有性激素依赖性恶性肿瘤，患有活动性静脉或动脉血栓栓塞性疾病（最近6个月内），严重的肝、肾功能障碍，患有血卟啉症、耳硬化症；已知患有脑膜瘤（禁用孕激素）
慎用情况	• 子宫肌瘤、子宫内膜异位症、子宫内膜增生史、尚未控制的糖尿病及严重的高血压、有血栓形成倾向、胆囊疾病、癫痫、偏头痛、哮喘、高催乳素血症、系统性红斑狼疮、乳腺良性疾病、乳腺癌家族史

2）MHT 治疗前检查与评估：对于所有更年期女性，在激素补充治疗前，均需详细询问病史并进行全面检查与评估，排除激素治疗禁忌证后，方可给予个体化治疗。性激素补充治疗前需要检查的项目内容详见表 3-2。

3）MHT 使用要点：MHT 使用的关键环节包括绝经状态评估、MHT 持续时间、MHT 常用方法 3 个方面。关键环节及其核心内容见表 3-5。

表3-5 MHT使用的关键环节和核心内容

关键环节	核心内容
绝经状态评估	围绝经期包括绝经过渡期和绝经后 1 年。绝经过渡期的分期主要依据月经模式的变化。根据我国专家共识，绝经过渡期早期开始的标志为≥ 2 次月经周期与正常周期比较时间相差 7 天以上，可同时伴有卵泡刺激素（FSH）水平波动性升高。绝经过渡期晚期的标志为跃过 2 个或 2 个以上月经周期和闭经期≥ 60 天。围绝经期早期的标志为≥ 2 次月经周期改变≥ 7 天，围绝经期晚期为闭经 2 ～ 11 个月；绝经后期则为闭经≥ 12 个月
MHT 持续时间	应用 MHT 时，应个体化用药，且应在综合考虑治疗目的和风险的前提下，使用能达到治疗目标的最低有效剂量，没有必要限制 MHT 的期限。应用 MHT 时应定期进行个体化风险 / 受益评估，根据评估情况决定疗程的长短，并决定是否长期应用。在受益大于风险时，即可继续予以 MHT
MHT 常用方法	MHT 原则上应选用最低的有效剂量。根据患者绝经状态及辅助检查结果，选择相适应的个体化治疗方案，以下列出较为常见的几种方案： 1．单用孕激素：周期使用，常用于围绝经期早期，用于调整卵巢功能衰退过程中出现的月经问题 2．单用雌激素：适用于已切除子宫，且不需要保护子宫内膜的妇女，一般每日均应用 3．联合用药：适用于有完整子宫的妇女，联合应用雌、孕激素，分为周期性用药（每周期停用药物 5 ～ 7 天）和连续性用药（连续用药不停顿） （1）周期序贯用药：多用于围绝经期，模拟生理周期，在用雌激素的基础上，每月加用孕激素 10 ～ 14 天 （2）连续序贯用药：多用于围绝经期。与周期序贯用药不同的是，雌激素每日应用，每月添加孕激素 10 ～ 14 天 （3）连续联合用药：适用于有完整子宫的妇女，常用于绝经后女性。每日均联合应用雌、孕激素 在序贯用药过程中，常有周期性出血，也称为预期计划性出血，该方案适用于年龄较轻、绝经早期或愿意有月经样定期出血的妇女；连续联合用药方案可避免周期性出血，适用于年龄较长或不愿意有月经样出血的绝经后期妇女，但是在实施早期，可能有难以预料的非计划性出血，通常发生在用药的 6 个月以内

4）规范化 MHT 随访与全程管理：采用规范化 MHT 随诊步骤，可在安全前提下，更好地发挥 MHT 的效果，为广大女性提供良好的健康服务和保障（表 3-6）。应用 MHT 期间若出现异常的阴道流血或其他不良反应，应随时复诊。加强与乳腺外科、骨科、泌尿科、心血管科等专科之间的联系，早期识别具有 MHT 用药适应证的患者并推荐规范应用 MHT，帮助患者及早获益。

表3-6　MHT随访与全程管理

随访时间	随访内容	随访目的
用药 1 个月	• 询问病史，了解症状改善情况、有无不良反应 • FSH、E2 检测	• 是否需调整用药方案 • 对不良反应采取措施
用药 3 个月	• 询问病史，了解症状改善情况、有无不良反应 • FSH、E2、血脂，必要时进行肝功能检查	• 重新评估是否需调整用药方案 • 了解 MHT 对脂代谢的影响 • 充分沟通，鼓励患者坚持 MHT
用药 6 个月	• 询问病史，了解症状改善情况、有无不良反应 • FSH、E2、生化、凝血功能 • 盆腔及乳腺 B 超	• 重新评估是否需调整用药方案 • 应对可能出现的不良反应 • 关注 MHT 对乳腺的影响
用药 1 年	• 启动 MHT 治疗前所有的检查	• 全面评估下一步治疗方案 • 鼓励患者坚持 MHT
以后每年至少随诊 1 次	• 启动 MHT 治疗前所有的检查 • 存在 MHT 慎用情况的患者在应用期间应适当缩短随诊时间	• 全面评估下一步治疗方案 • 鼓励患者坚持 MHT

注：FSH，卵泡刺激素；E2，雌二醇。

5）关注 MHT 期间不良反应的发生：在 MHT 期间可能出现不良反应以及其他疾病发生风险增加，因此需要提前预防发生和及时处理应对。MHT 应用期间不良反应的预防与处理见表 3-7。

表3-7　MHT应用期间不良反应预防与处理

不良反应	预防与处理
非预期阴道出血与子宫内膜病变	• MHT 启用后有时会出现非预期的阴道出血。规范化 MHT 并不增加子宫内膜病变的发生率 • 出现非预期阴道出血时应当进行子宫内膜监测，推荐先进行 B 超检查 • B 超测定内膜厚度以 5 mm 为警戒值。子宫内膜厚度＞ 5 mm 时，可观察 1 ～ 3 个月后复查；如仍＞ 5 mm，建议进行子宫内膜活检，必要时采取宫腔镜检查 • 少量频发出血持续 3 ～ 6 个月以上时，改用其他治疗方案
乳腺胀痛与乳腺结节	• 初始 MHT 3 个月内出现乳腺胀痛相对常见，患者可感觉乳房轻、中度胀痛，应向患者解释症状会逐渐减轻 • B 超或钼靶乳腺检查结果若有乳腺增生，属非病理性改变。若为乳腺结节，建议到乳腺外科就诊，进行专科处理 • 乳腺结节患者排除恶性疾病后，建议定期随诊，加强监测，乳腺超声检查可缩短至 3 ～ 6 个月 1 次 • 如乳腺情况有手术治疗指征，建议暂停 MHT，手术后参考病理诊断结果确定下一步治疗方案
消化道症状	• 有部分患者在 MHT 后出现较轻微的消化道症状，可向患者解释症状可能会在短期内缓解；如消化道症状存在时间较长，可更换 MHT 方案

6）预防血栓与减少血栓发生风险：MHT 可能增加血栓栓塞性疾病的发生风险，应注

意高危因素的筛查（表 3-8）。对有血栓栓塞史的妇女进行 MHT 时，勿口服用药，应选择经皮途径的 MHT；有潜在或已证实有静脉血栓栓塞和卒中危险因素的妇女，在进行 MHT 前应进行个体化咨询。

表3-8　血栓形成识别与防治

高危因素	早期识别	预防与处理
• 既往深静脉血栓（VTE）史 • 年龄＞ 35 岁 • 肥胖 • 长期卧床或制动 • 感染 • 手术 • 吸烟、酗酒 • 高脂血症 • 精神紧张	• 下肢深静脉血栓：患肢有不同程度的疼痛、肿胀和沉重感，皮温升高。彩色多普勒超声诊断准确率 95%，目前为首选检查方法 • 肺栓塞：不明原因的呼吸困难、胸痛、缺氧症状、心率加快等。胸部 X 线检查及通气 / 灌注扫描检查（V/Q 扫描）是目前一线检查方法	• 低盐、低糖饮食，充足饮水 • 消除紧张情绪 • 适当运动，生活规律 • 戒烟、戒酒 • 不要长时间保持一种体位 • 减轻体重，防止糖尿病及高血脂 • 围术期使用弹力袜、间歇充气加压装置、足底静脉泵，鼓励尽早活动 • 使用抗凝剂预防血栓形成 • 如血栓形成，及早溶栓或手术取栓

2．骨质疏松预防与保健要点

（1）骨质疏松筛查（1 分钟筛查）：表 3-9 中任何一项问题的答案为“是”，表明有患骨质疏松的危险，但这并不证明受试者就患有骨质疏松症，是否患有这种病症需要进行骨密度测试来得出结论。参考国际骨质疏松基金会发布的《骨质疏松风险一分钟测试题（2017 版）》，此测试只是初评，没有分数，任何一项问题的答案为“是”，就表明有患骨质疏松的危险，需行骨密度测试。

表3-9　骨质疏松风险测试表

无法改变的风险因子	可以改变的风险因子
1．父母是否曾被诊断为骨质疏松或曾在轻摔后骨折？ 2．父母中一人有无驼背？ 3．实际年龄是否超过 40 岁？ 4．是否成年后因为轻摔而发生骨折？ 5．是否经常摔倒（去年超过 1 次），或者因为身体虚弱而担心摔倒？ 6．40 岁后的身高是否减少超过 3 cm？ 7．是否体重过轻？（体质指数≤ 19 kg/m^2） 8．是否曾服用类固醇激素（例如可的松、泼尼松）连续超过 3 个月？（可的松通常用于治疗哮喘、类风湿关节炎和某些炎性疾病） 9．是否患有类风湿关节炎？ 10．是否被诊断出有甲状腺功能亢进或是甲状旁腺功能亢进、1 型糖尿病、克罗恩病或乳糜泻等胃肠疾病或营养不良？ 11．女士回答：是否在 45 岁或以前就停经？ 12．女士回答：除了怀孕、绝经或子宫切除外，是否曾停经超过 12 个月？ 13．女士回答：是否在 50 岁前切除卵巢又没有服用雌 / 孕激素补充剂？ 14．男性回答：是否出现过阳痿、性欲减退或其他雄激素过低的相关症状？	15．是否经常大量饮酒（每天饮用超过两单位的乙醇，相当于啤酒 1 斤、葡萄酒 3 两或烈性酒 1 两）？ 16．目前是否习惯吸烟，或曾经吸烟？ 17．每天运动量是否少于 30 分钟？（包括做家务、走路和跑步等） 18．是否不能食用乳制品？有没有服用钙片？ 19．每天从事户外活动时间是否少于 10 分钟？有没有服用维生素 D？

注：国际骨质疏松基金会发布的《骨质疏松风险一分钟测试题（2017 版）》。

（2）骨质疏松的诊断：自测有骨质疏松风险者，需进一步进行骨密度检查。骨密度是反映骨质疏松程度、预测骨折危险的重要依据。使用双能 X 线检测设备（DXA）测得的腰椎 L1—L4、股骨颈和全髋骨密度，与白种人年轻女性峰值骨量参考值进行比较得到 *T* 值，*T* 值的含义及相应的保健要点见表 3-10。

表3-10　双能X线检测设备诊断骨量减少和骨质疏松的标准及保健要点

*T*值	骨量	保健要点
≥ –1	骨密度正常，属于骨骼健康范围	需保证每日通过饮食或额外的钙剂补充摄取足够的身体所需钙，维持体内钙平衡，帮助预防骨质疏松，长期呵护骨骼健康
–2.5 ～ –1	低于正常范围，属于骨量减少	及早采取相应对策，服用钙和维生素 D，帮助补充流失的骨量，预防骨质疏松。每年进行一次骨密度检查，了解自己的骨骼状况
≤ –2.5	表示已经患有骨质疏松	及时服用钙及维生素 D，并到医院检查及接受骨质疏松药物治疗。同时坚持每天进行适当的户外运动，均衡膳食，满足体内钙质所需
≤ –2.5 并发生 1 处或多处骨折，或没有骨折但骨量丢失大于 37%	提示已经患有严重骨质疏松	对中老年骨折患者应积极行手术治疗，给予坚强内固定。早期活动，积极抑制骨吸收，促进骨形成，同时行理疗、心理、营养、补钙、止痛等综合治疗

（3）骨质疏松的治疗：一般来说，只有当骨密度丢失达到骨质疏松症的诊断区域时，才应该开始治疗。作为特殊的情况，由更年期等骨代谢以外的原因引起的骨质疏松，施行激素补充治疗。对于更年期女性，腰椎、股骨颈或全髋骨密度的 *T* 值≤ –2.5，有脆性骨折史或骨折风险预测简易工具（Fracture Risk Assessment Tool，FRAX）评分提示高骨折风险者，评估是否存在继发性骨质疏松症。纠正钙和维生素 D 缺乏，并明确继发性骨质疏松症的相关因素，推荐药物治疗，同时给予生活方式教育，叮嘱患者防跌倒，评估用药的风险与获益。对确诊骨质疏松症的患者，转专科治疗。

（4）骨质疏松的预防：预防骨折发生是骨质疏松症防治的最重要内容，应采取的措施是使骨峰值达到最高，延缓骨量丢失，这是预防骨折发生最有效的步骤。如何预防骨质疏松症，我们可以从 4 个方面着手，见表 3-11。

3．更年期妇女心理保健要点

更年期妇女往往会出现一系列情绪问题，焦虑、抑郁等情绪障碍发生率显著升高，不但影响更年期妇女的心理健康，而且还严重影响其生活质量和社会功能。在诊疗过程中，医务人员应适时运用相关量表（附录 3-1 和附录 3-2）等工具进行预估，尽早识别更年期的心理健康问题，开展适宜的心理保健指导（表 3-12）。

表3-11　骨质疏松症的预防措施

预防措施	要点
保持健康的生活方式	• 不吸烟，不过量饮酒 • 坚持每天进行适当的户外运动，至少 20 分钟 • 保持健康体重，BMI 保持在 18.5 ~ 23.9，BMI 小于 18.5（偏瘦型）会增加骨流失 • 慎用给骨骼健康带来负面影响的药物
摄取富含钙、蛋白质和维生素 D_3 的膳食	• 食用高钙的食物：排骨、虾皮、海带、木耳、核桃仁等 • 食用富含蛋白质的食物：牛奶、鸡蛋、鱼、豆类及豆制品等 • 食用富含维生素 D_3 的食物：海鱼、动物肝脏、瘦肉等
预防性补充钙剂和维生素 D（中国营养学会）	• ＜ 50 岁：每日需要 800 mg 钙，400 IU 维生素 D • ≥ 50 岁：每日需要 1000 mg 钙，400 IU 维生素 D • ≥ 65 岁：每日需要 1000 mg 钙，600 IU 维生素 D
定期检查	• 加强防摔、防碰、防绊的措施，如在容易滑倒的地方安装扶手，房间内不要存放过多的杂物等 • 避免危险行为，如不要爬高 • 每年进行一次骨密度检查，观察改善的结果，并采取相应的对策

表3-12　更年期主要心理问题的早期识别及保健要点

项目	内容
更年期主要心理问题	• 更年期妇女主要的心理问题是焦虑症和抑郁症 • 焦虑症主要表现为神经紧张、过分担心、易激惹，可伴发胸闷、心悸、失眠多梦、头痛、头晕、耳鸣、健忘、注意力不集中、潮热盗汗、腰背疼痛、蚁行感等 • 抑郁症有三大主要症状：情绪低落、兴趣缺乏、乐趣消失。表现为情绪压抑、沮丧、苦恼、忧伤、悲伤甚至绝望，对生活丧失信心，孤独、不愿意参加社交活动、疏远亲友，甚至焦虑、恐惧，产生自杀念头
早期识别与处理	• 提高医务人员对更年期妇女情绪障碍的识别能力，争取做到早期发现、早期诊断、早期治疗，防止复发 • 利用心理测评工具，如抑郁自评量表（SDS）、焦虑自评量表（SAS）进行测评，参照评分标准进行预判 • 早期症状识别和诊断：通过深入交谈，进行精神症状评估和诊断。对于症状持续 2 周以上者，建议及时就诊 • 轻度焦虑、抑郁症状患者：提供心理咨询、心理保健指导，必要时建议精神科会诊 • 中、重度焦虑和抑郁症患者：及时转诊至精神科进行治疗
保健要点	• 提供更年期妇女心理咨询，及时有效地解除存在的心理顾虑和障碍，给予适当的建议和鼓励，帮助提高心理应对能力，最大限度减少复发，尽早恢复患者社会功能 • 指导建立健康生活方式：指导科学安排生活，养成良好的饮食习惯，每天坚持适当运动，劳逸结合，保持睡眠充足，促进维持良好的身心状态 • 指导自我心理调适：鼓励参加有益的社会活动，多听音乐，保持乐观开朗、平衡冷静的心理，积极应对更年期身心各种变化，帮助保持良好的情绪状态 • 加强社会心理支持：鼓励患者家属、亲友积极配合并提供心理支持，及时给予理解、关爱，帮助患者缓解更年期压力，减轻不良生活事件的影响 • 患者经心理疏导、自我调适后，症状无明显缓解，或症状进一步加重者，应及时转诊至精神科进行治疗

4．其他更年期相关疾病保健要点

由于更年期的生理特点，这个时期还会伴随一些相关疾病，要尽早识别和预防，保健要点见表 3-13。

表 3-13　其他更年期相关疾病早期识别及保健要点

疾病名称	早期识别与处理	保健要点
异常子宫出血	• 病史采集，尤其需仔细询问月经史、婚育史、避孕情况 • 妇科检查 • B 超检查和（或）生殖激素、甲状腺激素检测 • 必要时行诊断性刮宫手术或宫腔镜检查 • 药物或手术治疗	• 保持正常体重，避免消瘦或超重、肥胖 • 均衡营养，适当锻炼，保持心情舒畅 • 慎用保健品 • 症状严重或持续应及时就医
心血管疾病	• 病史采集：有无心悸、气短、胸闷不适、高血压、高血脂、头晕、耳鸣等 • 体格检查：包括心肺检查、血压测量、有无水肿等 • 心电图、生化、电解质等 • 必要时转专科治疗	• 控制饮食总量，调整结构，减少钠盐摄入 • 坚持运动，循序渐进，量力而行 • 保持心态平衡，避免情绪起伏太大 • 控制血压、血脂、血糖在合理范围
乳腺疾病	• 定期乳房自检：有无乳房胀痛、乳头溢液、乳腺肿块 • 乳腺 B 超检查 • 乳腺 X 线摄影检查 • 必要时转专科治疗	• 详见第四章“乳腺保健质量与安全管理”
糖尿病	• 病史采集：有无多饮、多尿、多食和消瘦，疲乏无力，肥胖（2 型糖尿病） • 血糖、糖化血红蛋白、胰岛素等检测 • 营养指导 • 必要时转专科治疗	• 合理饮食，控制能量摄入 • 加强运动 • 监测血糖
盆底功能障碍性疾病	• 病史采集：有无下腹坠胀、尿失禁，阴道壁膨出、子宫脱垂，性功能障碍 • 难产、慢性咳嗽等腹压增加病史 • 盆底功能评估 • 必要时转专科治疗	• 减少或避免慢性咳嗽、便秘等引起腹压增加的情形 • 盆底肌训练：每天 3 次，每次 15 分钟
宫颈疾病	• 病史采集：有无白带增多，阴道流血，下腹、腰骶部疼痛，性交出血 • 妇科检查了解宫颈有无异常 • TCT 检查、HPV 筛查 • 必要时转专科治疗	• 注意卫生，加强营养，避免吸烟 • 杜绝多个性伴侣 • 定期筛查宫颈疾病：TCT、HPV 检查 • 阴道流血、流液需及时就诊

五、支持更年期妇女自我管理

处于更年期的妇女应多学习掌握一些更年期保健知识，正确认识和理解这一阶段的生理、心理特征，关爱自我，注重保健，建立合理的生活方式，如适当锻炼、科学膳食、平衡营养、充足休息和保持乐观心态（表 3-14）。

表3-14　更年期妇女自我管理要点

保健要点	干预措施
保持正常体重	• 每天称体重 • 体质指数（BMI）= 体重（kg）÷ 身高 ^{2}（m^2） 消瘦：BMI 18.5 kg/m^2 正常：18.5 BMI ≤ 23.9 kg/m^2 超重：BMI 24 kg/m^2 肥胖：BMI 28 kg/m^2 • 每周测腹围：女性腹围≥ 80 cm 属于腹型肥胖 • 体成分分析，测量体脂率和肌肉含量
合理锻炼	• 选择适合自己的运动方式，循序渐进，中等强度 • 每周至少锻炼 3 次，每次运动时间≥ 30 分钟，每周不少于 150 分钟 • 以有氧运动为主，无氧运动为辅。无氧运动隔日一次，或者每周 2 次，防止肌肉的增龄性衰减 • 每日户外活动 15 ～ 20 分钟，促进人体皮肤自动合成维生素 D，促进钙的吸收利用
健康饮食	• 谷类为主，薯类为辅，每日 250 ～ 400 g • 每日保证蔬菜 500 g，水果 300 ～ 400 g • 鱼、蛋、禽、肉的摄入适量，每日 120 ～ 150 g • 每日喝新鲜牛奶，保证钙的摄入 • 每日摄入黄豆及豆制品 30 ～ 50 g，增加植物雌激素和优质蛋白质的摄入量 • 低盐、低脂饮食，食盐控制在 5 g 以内 • 提倡戒烟、戒酒 • 每日保证饮水 1700 ml 以上 • 保持热量的出入平衡
盆底功能指导	• 指导进行盆底肌训练：坚持每天练习，增强盆底肌力量，改善尿失禁，提高性生活质量
避孕指导	• 绝经前需继续避孕，停经半年以上可不避孕 • 避孕方法可以采取工具避孕或宫内节育器
社交活动	• 多参加集体活动，和亲戚、朋友多沟通交流 • 亲近大自然 • 多学习，多阅读，增加业余兴趣爱好

六、更年期保健诊疗信息管理

按照科室质量与安全管理要求，建立更年期保健质量监测指标，定期收集、分析监测指标，发现问题及时采取措施，持续改进。常用监测指标见表 3-15。

表3-15　更年期保健服务质量监测指标

指标名称	计算公式	数据来源	监测频率
更年期保健就诊人次			月
营养咨询指导人次		门诊登记	月
心理咨询指导人次		门诊登记	月
转诊人次		转诊登记	月
转介人次		转介登记	月
激素治疗专案管理率（%）	本年度激素治疗专案管理人数 / 本年度某机构激素治疗人数 ×100%	专案管理档案	年
更年期女性核心信息知晓率（%）	所有调查对象正确回答核心信息的总数 /(答题总人数 × 核心信息数)	现场调查	季度
性激素治疗随访率（%）	性激素治疗复诊人数 / 同期接受性激素治疗的初诊人数 ×100%	门诊登记 / 专案管理档案	年
服务对象满意率（%）	对服务满意人数 / 调查服务对象人数 ×100%	满意度调查	月

七、案例分析

（一）正确处理更年期综合征

1．案例介绍

患者，女性，48 岁，1 年前出现月经改变，周期延长为 35 ～ 90 天不等，经量时多时少，经期 7 天到 10 余天不等，同时潮热明显，每天 10 余次，每次持续数分钟，且伴有情绪波动以及焦虑、抑郁症状，经常独自流泪，对任何事情都不感兴趣。当时患者认为年龄到了更年期，又有月经不调、潮热、心情烦躁、抑郁等更年期症状，遂至县医院就诊。就诊时患者被告知处于围绝经期，这些症状很正常，无须诊治，激素补充治疗有副作用。患者难以忍受，后又转至省妇幼保健院妇科内分泌门诊就诊。医生根据病史、体征及检查结果，考虑“更年期综合征”，同时介绍了“更年期综合征”是由于卵巢功能衰竭、雌激素缺乏所引起，治疗的方法主要是补充雌激素，并给予戊酸雌二醇（补佳乐）+ 地屈孕酮治疗。

患者和家属担心激素补充治疗的副作用，同时听周围人都说“以前的老人不都是熬过来的”，所以未遵医嘱用药。之后，经朋友介绍去心理门诊，拟诊“抑郁症”进行抗抑郁治疗，同时服用中药调理月经。患者抑郁症状有所减轻，但是依然觉得生活缺乏乐趣，对工作和兴趣爱好也失去了从前的热情。服用中药后，一开始月经有所改善，但是 3 个月后又出现月经不规律，渐渐地已经有 5 个月没来月经，抗抑郁治疗效果也明显变差，抑郁症状加重。

2．原因分析

（1）传统观念的不良影响：传统观念认为更年期是自然生理现象，不需要治疗，可以采用“头痛医头、脚痛医脚”等对症措施度过更年期的煎熬。

（2）过度担心 MHT 的副作用：患者宁愿忍受更年期症状的各种折磨，也不愿使用

MHT，关键在于缺乏 MHT 相关知识，包括 MHT 的必要性以及副作用，最终还是碍于对药物副作用的担心而放弃。

（3）缺乏有效沟通：门诊工作量大，医患之间缺乏有效沟通，未能做好充分的知情。

（4）医务人员，尤其是妇科医生，对 MHT 相关知识缺乏系统了解，不能引导更年期妇女及时接受正确的治疗。

（5）妇科医生对 MHT 基本作用的认识不足以及对 MHT 副作用的夸大，直接影响患者对 MHT 的接受和依从性，影响治疗效果。

3．改进措施

（1）加强更年期健康知识的科普宣教：通过各种方式，多渠道传播更年期健康知识，改变传统的落后观念，提高对更年期的认识，有需求时及时就医，使广大群众能够充分理解和认识 MHT 的利与弊，消除对 MHT 认知上的误区，这是改善 MHT 应用的关键措施。

（2）加强医患沟通：门诊医生需要与患者进行有效的沟通，尤其要针对患者担心、疑惑的问题给予耐心讲解，从而增强患者治疗的依从性。

（3）培养基层妇科医生，使其充分了解更年期相关知识是改善更年期妇女生活质量的重要举措。

（二）性激素补充治疗不良反应的处理

1．案例介绍

患者，女性，51 岁，月经失调 1 年余，停经 5 个月，有潮热、心悸等不适 7 个月。诊断为“更年期综合征”，给予激素补充治疗 3 个月后（用药方案：补佳乐 1 mg qd + 地屈孕酮 10 mg qd × 14 天），潮热、胸闷、心悸等不适消失，前 2 个月月经也很规律，但是后来出现了不规则少量阴道出血及乳房胀痛。患者对激素补充治疗产生了明显的焦虑和担忧，所以更年期症状一旦改善，就自行停用药物。可停药不到 2 个月，潮热、失眠、乏力等更年期症状卷土重来。追问病史，患者之前因出差未带药漏服 3 天，所以出现了不规则阴道出血。

2．原因分析

（1）患者对规范用药的必要性重视不够，漏服药物导致非预期出血。医务人员没有充分告知激素治疗过程中漏服药物应该如何处理，以及可能出现的反应，导致患者不必要的恐慌。

（2）医务人员没有充分告知激素补充治疗可能在短期内会引起乳房胀痛，引起患者对治疗药物的恐慌。

3．改进措施

（1）加强更年期健康知识和激素补充治疗的科普宣传，消除对激素补充治疗的误区，对治疗有一个正确的认识。

（2）医务人员要充分告知患者规律用药的重要性，避免漏服或错误服药。

（3）医务人员要详细告知用药方案、用药注意事项、药物副作用等，尤其对可能出现的异常情况，如乳房胀痛、非预期出血等现象做好耐心细致的宣教，减少不必要的恐惧和担忧，增加患者依从性。

（4）用药期间加强对患者的随访和专案管理。

附录

附录3-1　焦虑自评量表
（Self-Rating Anxiety Scale，SAS）

根据您1周内的实际情况进行选择，请不要漏评任何一个项目，也不要在相同的一个项目上重复评定：

A．没有或很少时间有；B．小部分时间有；C．相当多时间有；D．绝大部分或全部时间都有。

	A	B	C	D
1．我觉得比平常容易紧张和着急	○	○	○	○
2．我无缘无故感到担心害怕	○	○	○	○
3．我容易心烦意乱或感到恐慌	○	○	○	○
4．我觉得我可能将要发疯	○	○	○	○
5．我感到事事都很顺利，不会有倒霉的事情发生	○	○	○	○
6．我的四肢抖动和震颤	○	○	○	○
7．我因头痛、颈痛和背痛而烦恼	○	○	○	○
8．我感到无力而且容易疲劳	○	○	○	○
9．我感到平静，能安静坐下来	○	○	○	○
10．我感到我的心跳很快	○	○	○	○
11．我因阵阵的眩晕而不舒服	○	○	○	○
12．我有阵阵要晕倒的感觉	○	○	○	○
13．我呼吸时进气和出气都不费力	○	○	○	○
14．我的手指和脚趾感到麻木和刺激	○	○	○	○
15．我因胃痛和消化不良而苦恼	○	○	○	○
16．我必须频繁排尿	○	○	○	○
17．我的手总是温暖而干燥	○	○	○	○
18．我觉得脸发热、发红	○	○	○	○
19．我容易入睡，晚上休息很好	○	○	○	○
20．我做噩梦	○	○	○	○

备注：

1．适用范围：可以评定焦虑症状的轻重程度及其在治疗中的变化，适用于具有焦虑症状的成年人。主要用于疗效评估，不能用于诊断。

2．等级标准：主要评定依据为项目所定义的症状出现的频度。共分4级：没有或很少时间，小部分时间，相当多时间，绝大部分或全部时间。

3．测验评分：正向评分题A、B、C、D依次按1、2、3、4分评分，负向评分题按4、3、2、1评分。负向评分题号：5、9、13、17、19。

4．结果分析：焦虑自评量表的主要统计指标为总分。在自评者评定结束后，将 20 个项目的各个得分相加，即得总粗分。然后通过公式 $Y = \mathrm{INT}$（1.25X）转换，即用总粗分乘以 1.25 后取整数部分，就得到标准分（Y）。按照中国常模结果，SAS 标准分的分界值为 50 分，其中 50 ～ 59 分为轻度焦虑，60 ～ 69 分为中度焦虑，70 分以上为重度焦虑。

附录3-2　抑郁自评量表
（Self-Rating Depression Scale，SDS）

根据您 1 周内的实际情况，进行选择：

A．没有或很少时间有（出现这类情况的日子不超过 1 天）；B．小部分时间有（有 1 ～ 2 天有过这类情况）；C．相当多时间有（有 3 ～ 4 天有过这类情况）；D．绝大部分或全部时间有（有 5 ～ 7 天有过这类情况）。

	A	B	C	D
1．我感到情绪沮丧、郁闷	○	○	○	○
2．我感到早晨心情最好	○	○	○	○
4．我夜间睡眠不好	○	○	○	○
5．我吃饭像平常一样多	○	○	○	○
6．我的身体功能正常	○	○	○	○
7．我感到体重减轻	○	○	○	○
8．我为便秘烦恼	○	○	○	○
9．我的心跳比平时快	○	○	○	○
10. 我无故感到疲乏	○	○	○	○
11. 我的头脑像平常一样清楚	○	○	○	○
12. 我做事像平常一样不感到困难	○	○	○	○
13. 我坐卧难安，难以保持平静	○	○	○	○
14. 我对未来感到有希望	○	○	○	○
15. 我比平时更容易被激怒	○	○	○	○
16. 我觉得决定什么事都很容易	○	○	○	○
17. 我感到自己是有用的和不可缺少的人	○	○	○	○
18. 我的生活很有意思	○	○	○	○
19. 假若我死了，别人会过得更好	○	○	○	○
20. 我仍旧喜欢自己平时喜欢的东西	○	○	○	○

备注：

1．适用范围：SDS 主要适用于具有抑郁症状的成年人，心理咨询门诊及精神科门诊或住院精神病患者均可使用。对有严重阻滞症状的抑郁患者，评定有困难。

2．等级标准：抑郁自评量表的主要评定依据为项目所定义的症状出现的频度。共分 4 级：没有或很少时间，小部分时间，相当多时间，绝大部分或全部时间。

3．测验评分：正向评分题 A、B、C、D 依次按 1、2、3、4 分评分，负向评分题按 4、3、2、1 评分。负向评分题号：2、5、6、11、12、14、16、17、18、20。

4．结果评价：抑郁自评量表的主要统计指标为总分。

（1）在自评者评定结束后，将 20 个项目的各个得分相加，即得总粗分。然后通过公式 $Y = \text{INT}（1.25X）$ 转换，即用总粗分乘以 1.25 后取整数部分，就得到标准总分（Y）。SDS 总粗分的正常上限为 41 分，分值越低状态越好。我国以 SDS 标准分 ≥ 50 分为有抑郁症状。按照中国常模结果，SDS 标准分的分界值为 53 分，其中 53 ～ 62 分为轻度抑郁，63 ～ 72 分为中度抑郁，73 分以上为重度抑郁。

（2）抑郁严重指数 = 总粗分（各条目总分）/80（最高总分）。结果：无抑郁，抑郁严重指数 < 0.5；轻度抑郁，抑郁严重指数 0.5 ～ 0.59；中度抑郁，抑郁严重指数 0.6 ～ 0.69；重度抑郁，抑郁严重指数 0.7 及以上。

参考文献

[1] Harlow S D，Gass M，Hall J E，et al．Executive summary of the Stages of Reproductive Aging Workshop + 10：addressing the unfinished agenda of staging reproductive aging ［J］．J Clin Endocrinol Metab，2012，97（4）：1159-1168.

[2] 谢梅青，陈蓉，任慕兰．中国绝经管理与绝经激素治疗指南（2018）［J］．协和医学杂志,2018,9(06)：512-525.

[3] Kanis J A．Assessment of osteoporosis at the primary health care level（2007）［R］．WHO Collaborating Centre，University of Sheffied，2007.

[4] 程义勇．《中国居民膳食营养素参考摄入量》2013 修订版简介 ［J］．营养学报，2014，36（04）：313-317.

[5] Garvey W T，Mechanick J I，Brett E M，et al．American Association of Clinical Endocrinologists and American College of Endocrinology comprehensive clinical practice guidelines for medical care of patients with obesity ［J］．Endocr Pract，2016，22（7）：842-884.

[6] Akesson K，Marsh D，Mitchell PJ，et al．Capture the fracture：a best practice framework and global campaign to break the fragility fracture cycle．Osteoporos Int，2013，24（8）：2135-2152.

[7] 中华预防医学会妇女保健分会更年期保健学组．更年期妇女保健指南（2015 年）［J］．实用妇科内分泌杂志（电子版），2016，V3（02）：27-38.

[8] International Osteoporosis Foundation．IOF one-minute osteoporosis risk test［EB/OL］．［2017-08-25］．https：// www．iofbonehealth．org/iof-one-minute-osteoporosis-risk-test.

[9] 中华医学会妇产科学分会绝经学组．绝经过渡期和绝经后期激素补充治疗临床应用指南（2009 版）［A］．中华妇产科杂志，2010，045（008）：635-638.

[10] 中华医学会妇产科学分会绝经学组．绝经期管理与激素补充与治疗临床应用指南（2012 版）［J］．中华妇产科杂志，2013，048（010）：795-799.

[11] 任慕兰，王艳．绝经激素治疗方案及流程 ［J］．实用妇产科杂志，2015，31（05）：321-323.

[12] 李静，陈德才，王覃．2016 年《美国内分泌医师协会与美国内分泌协会绝经后骨质疏松症诊疗指南》解读 ［J］．中国全科医学，2017，20（08）：891-895.

[13] 刘贤臣，孙良民，唐茂芹，等. 2462名青少年焦虑自评量表测查结果分析 [J]. 中国心理卫生杂志，1997（02）：12-14.
[14] 陈静，沈梅，夏珍，等. 上海市部分高校结核病防治知识知晓率及健康教育工作调查 [J]. 中国防痨杂志，2010，32（09）：491-494.
[15] 段泉泉，胜利. 焦虑及抑郁自评量表的临床效度 [J]. 中国心理卫生杂志，2012，26（09）：676-679.
[16] 郭念锋. 国家职业资格培训教程心理咨询师（三级）[M]. 北京：民族出版社，2012.

第四章　乳腺保健质量与安全管理

一、组织管理

（一）成立科室质量管理工作小组

成立科室质量管理工作小组，科主任任组长，人员组成包括科主任、科室护士长、高年资的医生和护士。

（二）质量管理工作小组职责

1．制订科室年度质量管理方案和工作计划，明确管理目标和主要任务，并组织实施。

2．定期对科室医务人员开展相关法律法规、工作制度、诊疗常规/规范等技术文件的培训，检查并督促落实。

3．定期检查科室各种医疗设备、药物专柜、消防设施以及环境安全，开展科室质量安全检查，发现问题及时处理。

4．建立科室质量管理监测指标，每月召开科室质量分析会议，对质量安全检查结果和监测指标进行分析，发现问题时制定整改措施并落实。

5．建立科室质量安全管理手册，按时记录科室质量分析会议、培训、监测指标结果以及质量持续改进活动等，完善档案管理。

二、医务人员资格认证、能力评估和服务授权

（一）依法执业

1．从事乳腺保健工作的医师、护理专业人员，医师须依法取得医师执业资格证，根据国家规定接受住院医师规范化培训，护理人员须取得护士执业资格证；不超范围执业。

2．专科人员应定期接受乳腺外科、乳腺肿瘤内科和妇女保健相关专业知识与技能的培训及考核。心理护理人员接受心理保健等相关专业知识与技能的培训。

3．如需应用乳腺相关设备辅助诊断和治疗，操作人员应接受相关专业知识与技能的培训和考核。

（二）资格认证和医师能力评估

根据乳腺保健科岗位设置，对不同岗位的人员资质和职责提出要求（表4-1）。

表4-1 乳腺保健岗位设置和职责要求

岗位	资质	职责
科室行政主任	• 取得副主任医师及以上职称，具有8年及以上妇女保健或乳腺疾病防治工作经验 • 具备扎实的乳腺外科、妇产科和妇女保健的专业知识与技能 • 具备处理乳腺相关疑难重症的能力 • 具备一定的行政管理能力及沟通协调能力	• 全面负责本科室医疗保健服务全过程的质量控制，督导护理工作质量的提高 • 组织制订科室年度工作计划，并监督实施，定期检查、总结、汇报 • 督促本科室人员认真执行各项工作制度、岗位职责及诊疗常规/规范；组织疑难、危重、死亡病例的讨论，组织协调本科室的重大抢救 • 组织召开科室质量分析会议等，对科室医疗、保健、护理质量进行分析，发现问题，持续改进 • 组织开展新技术、新项目，督促科研及教学、培训工作 • 承担本专科相关的公共卫生职责
护士长	• 具备主管护师以上职称，从事乳腺疾病防治或妇女保健工作满3年 • 具备扎实的乳腺疾病理论知识及操作技能，能够完成相关护理技术操作 • 具备综合分析和护理乳腺相关疾病疑难危重病例的能力，能够独立护理高危患者，协助医生抢救急危重患者 • 具备良好的医患沟通能力	• 负责分管科室护理行政和业务管理工作 • 根据护理部及科内工作计划，结合科室具体情况，制订科室的护理工作计划，并组织实施、检查与总结 • 每天定时进行护士长查房工作，发现疑难危急重症时立即报告医师 • 参与急危重症的抢救和护理 • 参与科室质量分析会，定期组织统计分析护理质量指标数据，优化护理服务流程
医师	• 具备执业医师资格 • 掌握乳腺外科、妇产科和妇女保健专科知识和技能，具备乳腺常见疾病、良性肿瘤的诊疗能力，能对乳腺癌前病变和恶性肿瘤进行筛查和风险评估，提供进一步的诊断、治疗和转诊 • 具有良好的医患沟通能力	• 在科室主任领导下开展乳腺保健、乳腺常见疾病诊疗工作，严格执行各项工作制度、诊疗常规/规范及服务流程 • 参与疑难危重病例的抢救及突发事件的处理 • 协助组织并参与疑难危重病例的会诊和病例讨论、出院及死亡病例总结讨论 • 负责科室各项资料收集与管理，定期对本专科质量监测数据进行分析
护士	• 获得护师及以上职称 • 具备乳腺专科理论知识及操作技能，能够熟练完成相关护理技术操作 • 具备护理乳腺相关病例的能力，能够协助护理高危患者 • 具备良好的医患沟通能力	• 协助护士长分管住院及门诊护理工作 • 每天定时进行病房及诊室巡查工作，对于特殊情况，立即报告医师 • 参与危急重症的抢救和护理 • 参与科室质量分析会，负责病例随访、健康咨询与健康教育，改善护理服务

（三）医师能力分级评估

对科室不同级别的门诊或住院医师业务能力进行分级评估，评估标准见表4-2。

表4-2　医师能力分级评估标准

人员	具备能力
医师	• 熟悉各项乳腺保健诊疗规范和技术操作常规，进行常见病诊断、处理及治疗 • 具有一定的综合分析、诊断能力，能够完成本专业的一级及部分二级手术治疗
主治医师	• 具备医师的能力 • 具有较复杂常见病处理及治疗的能力，能够完成本专业的二级及部分三级手术治疗 • 识别危重急症和疑难患者，及时报告和请示上级医师 • 参与教学、培训、科研等工作
副主任/主任医师	• 具备主治医师的能力 • 具备综合分析、诊断和救治疑难病例的能力，能对疑难、复杂病例进行诊断、处理及治疗，能够完成本专业的三级及以上手术 • 指导下级医师进行诊疗和技术操作，主持疑难病例、术前病例、死亡病例、临床病理病例和出院病例的讨论 • 主持教学、培训、科研等工作

根据ICD-9-CM-3（即《国际疾病分类第九版临床修订本手术与操作》）进行专业手术分级，依据手术技术难度、复杂性和风险度，将手术分为4级。乳腺疾病手术分级对应的手术名称和手术审批权见表4-3。手术分级名单供参考，各机构按照国家及本省要求，并结合本机构情况进行细化。

在实施手术过程中，有几点值得注意：

（1）预期手术的级别在主管医生手术权限级别内时，可通知并施行手术。若属高风险手术或预期手术超出自己手术权限级别时，应立即报上级医师审批。原则上应由具备实施相应级别手术权限的医生主持手术。

（2）在需紧急抢救生命的情况下，在上级医生暂时不能到场主持手术期间，任何级别的值班医生在不违背上级医生口头指示的前提下，有权、也必须按具体情况主持其认为合理的抢救手术，不得延误抢救时机。

（3）高风险手术是指可能造成患者重大损伤甚至危及生命，手术科室质控小组认可、科主任认定的存在高度风险的任何级别的手术，须经科内讨论，科主任签字同意后报医务处/科。

（4）急诊手术中如发现需施行的手术超过自己的手术权限时，应立即口头上报请示。

表4-3　乳腺外科常见手术方式分级和手术审批权限表

手术级别	手术名称	编码	手术审批权
一级手术	乳房脓肿切开引流术	85.0 01	住院医师签发手术通知单
	乳房术后止血术	85.0 02	
	乳腺穿刺活组织检查	85.1101	
	乳房清创术	85.2001	
	乳腺病损切除术	85.2101	
	乳腺病损微创旋切术	85.2102	
二级手术	乳腺病损消融术	85.2103	病区主任审批，高年资主治医师以上人员签发手术通知单
	副乳腺切除术	85.2401	
	（腋窝）淋巴结活组织检查	40.1101	
	腋淋巴结切除术	40.2301	
	乳腺区段切除术	85.2201	
三级手术	乳腺癌保乳手术	85.2202	科主任审批，由副主任医师以上人员签发手术通知单
	乳房皮下切除，不伴植入术，单侧	85.3401	
	乳房皮下切除，不伴植入术，双侧	85.3601	
	乳房单纯切除术，单侧	85.4101	
	乳房单纯切除术，双侧	85.4201	
	腋窝淋巴结清扫术	45.5101	
	腋窝前哨淋巴结活检术	40.0 02	
	乳房缩小成形术，单侧（轻、中度）	85.3101	
	乳房缩小成形术，双侧（轻、中度）	85.3201	
	乳腺癌改良根治术，单侧	85.4301	
	乳腺癌改良根治术，双侧	85.4401	
	乳腺癌根治术，单侧	85.4501	
	乳腺癌根治术，双侧	85.4601	
	乳房固定术（乳房悬吊术）	85.6 01	
	乳房植入物去除术	85.9401	
	乳房组织扩张器植入术	85.9501	
	乳房组织扩张器去除术	85.9601	
	乳房假体置换术	85.9901	
四级手术	乳腺癌扩大根治术，单侧	85.4701	医务处审批，由科主任及主任医师签发手术通知单
	乳腺癌扩大根治术，双侧	85.4801	
	乳房重建术，用背阔肌肌皮瓣	85.7101	
	乳房重建术，用带蒂横向腹直肌（TRAM）肌皮瓣	85.7201	
	乳房重建术，用游离腹壁下动脉穿支（DIEP）皮瓣	85.7401	

（四）服务授权

根据医院相关考核工作，每年由考评小组对乳腺保健专科医师和护士进行业务考核，建立个人技术考评档案。对考核合格人员授予相应岗位的服务授权。针对每个医生的手术授权应授权到具体的手术名称，而不仅仅是手术级别。

三、医学伦理和知情同意

乳腺保健临床诊疗服务必须遵循医学伦理原则，履行告知义务，尊重患者的知情同意权，提出相应的医学诊疗意见。

1．在接诊后应向患者进行病情的一般告知，内容有：需要进行的检查、诊断、手术方式、综合治疗方案、治疗中可能出现的不良反应、疾病的转归等。告知情况应在病历/病程记录中体现，也可履行书面知情同意手续。

2．接诊时应注意保护患者隐私，涉及私密问题时应单独问诊；男性医师查体时，应有女性医务人员或家属陪同。

3．对于患者需要手术、特殊检查、特殊治疗、较高费用开支等情况，应严格履行书面告知程序，在取得患者的知情同意并履行签字手续后，方可实施（乳腺肿物活检手术同意书见附录 4-1）。

四、服务过程质量与安全管理

（一）病史采集的质控要点

1．现病史

包括主要症状（乳腺肿块、乳腺疼痛、乳头溢液、乳腺红肿等）发生的时间及症状的变化情况。

2．既往史

包括乳腺既往疾病史（乳腺不典型增生、乳头状瘤病、纤维腺瘤和乳腺恶性肿瘤），是否接受过乳腺手术病理活检和激素补充治疗，药物使用，是否接受辅助生殖技术服务等。

3．月经婚育史

包括初潮年龄、绝经年龄、初产年龄、孕产史和哺乳史。

4．家族史

着重记录乳腺癌家族病史（特别是母亲或姐妹有乳腺癌病史者）和卵巢或子宫内膜癌家族病史。

5．生活方式与饮食习惯

作息和饮食是否规律，是否经常熬夜，是否摄入高脂肪、高糖饮食，吸烟史、饮酒史等。

6．职业史

是否接触有害职业环境（如电离辐射），接触有害化学药物等。

（二）体格检查的质控要点

1．视诊

双乳外形、大小、位置是否对称；皮肤有无红肿及溃破；双侧乳头是否对称，有无回缩或朝向改变。

2．触诊

乳房病灶检查描述，包括肿块和腺体局限性增厚，部位（以时钟位置标明，并测量与乳头、乳晕的距离），形状、边界及表面情况，大小，数量，质地（肿块的硬度以软、韧、硬或囊性描述），活动度。双侧腋窝和锁骨上是否触及肿大淋巴结。

（1）检查顺序：先检查健侧乳房，再检查患侧，以便对比。然后按照乳房→腋窝淋巴结→锁骨下及锁骨上淋巴结顺序进行全面触诊，不能遗漏。

（2）触诊范围：先触按整个乳房，然后按顺序触按乳房的四个象限——内上、外上（包括腋尾部）、外下、内下象限，继而触按乳晕部，挤压乳头看有无液体从乳窍溢出。最后触按腋窝、锁骨下及锁骨上区域。

（3）注意事项：①检查时间建议每次月经来潮后第 9 ～ 11 天进行，这是乳房生理变化的相对平稳时期，如有病变，容易被发现。②检查要注意全面，尤其注意避免遗漏乳腺尾叶及乳头和乳晕后部位。③正确的触诊方法是四指并拢，用指腹平放在乳房上轻柔触摸，切勿用手指去抓捏，否则会将捏起的腺体组织错误地认为是乳腺肿块。④发现肿块时，应明确肿块的位置、数目、形状、大小、质地、边界、表面情况、活动度、有无压痛等。

（三）常见辅助检查的质控要点

1．乳腺超声检查

乳腺超声检查应采用彩色超声检查仪，检查预设置为“浅表器官 / 乳腺”。一般采用 7.5 MHz 以上的高频线阵探头，最好为 9 ～ 12 MHZ。乳腺超声检查的诊断需要按照美国放射学院制定的乳腺影像报告数据系统（breast imaging reporting and data system，BI-RADS）进行分级（类）。乳腺超声检查的报告描述需要运用规范专业术语（表 4-4）。

乳腺超声检查扫查方法：①应结合乳腺触诊情况进行检查。②探头置于乳房上适度加压，不宜过度用力，避免使一些细小的病灶变得不明显；腺体组织松弛者易出现声衰减，可适当加压。压力也不宜太轻，以免探头与皮肤接触不良。③将探头置于乳腺区，以乳头为中心，顺时针或逆时针行斜切连续扫查或纵切、横切连续扫查。建议固定程序扫查，相互重叠，避免遗漏。④超声扫查范围应达乳腺及其周围组织，注意观察前后脂肪层、Cooper 韧带等结构是否发生病变。⑤如发现可疑病灶，取样应包括至少互相垂直的两个切面或更多的切面图像以确认病灶的存在。⑥检查发现乳腺肿块时，应注意检查同侧腋窝淋巴结情况。⑦图像记录做好体表及探头切位方向标记。

2．乳腺 X 线检查

乳腺 X 线检查（mammography，MG）建议运用数字乳腺摄影设备（< 100μm），常规采用内外斜位（MLO）和头尾位（CC）进行摄影。乳腺 X 线的影像征象描述及诊断标准需要符合 BI-RADS 要求，进行分级（类）。

标准影像术语包括：

表4-4　乳腺超声检查描述良恶性病灶的规范专业术语

鉴别要点	良性	恶性
形状	圆形、椭圆形	不规则形
方向（纵横比）	平行（L/T 纵横）	非平行（L/T ＞ 1）
边缘	清晰（平滑、清楚，可有包膜）	不清晰（模糊、有角、小分叶、毛刺状）
肿块周边晕环	无或规则低回声晕	不规则高回声晕
内部回声性质	低回声、等回声、高回声	低回声或极低回声
内部回声分布	均匀的（同质的）	不均匀的（非同质的）
肿瘤内钙化	无，粗大，斑片状	沙粒样、簇状钙化点
后方回声	增强、无变化或双侧方声影	后方回声衰减，无侧方声影
彩色多普勒超声		
Alder 血流分级	0 ~ Ⅰ级（无血流或少血流）	Ⅱ ~ Ⅲ级（丰富信号）
血管分布	周边环状血流	穿入性血流
血流参数	低速低阻（RI ＜ 0.7，PSV ＜ 20 cm/s）	高速高阻（RI ≥ 0.7，PSV ≥ 20 cm/s）

注：RI，阻力指数；PSV，收缩期最大速度。

（1）BI-RADS 的乳腺实质构成分型：①脂肪型；②少腺体型；③多腺体型；④致密型。

（2）病灶的定位：左侧或右侧。象限定位包括外上象限、外下象限、内上象限、内下象限、乳晕下区、中央区和腋尾区。

（3）重点征象描述

1）肿块：形态（包括圆形、卵圆形和不规则形）、边缘（包括清晰、遮蔽、小分叶、边界模糊和毛刺）和密度（高、等、低和含脂肪密度）。

2）钙化：可疑恶性的钙化包括不定形钙化、粗糙不均质钙化、细小多形性钙化、细线或细线分支状钙化。钙化分布包括弥漫分布、区域分布、成簇 / 成群分布、线性分布、叶段分布。

乳房加压也是获取高质量乳腺摄影照片的主要因素，而且是乳腺摄影中一个最容易被忽视的因素。压力程度取决于两个方面：患者乳腺可被压迫的最大程度和患者可以忍受的压力程度。一般常规压迫力约为 120 N，以患者能忍受的最大程度为宜。对于小乳腺、隆乳术后、局部乳腺皮肤破溃或导管造影的情况，压力需适当减小。需要注意压迫时压迫板的边缘应尽量贴着胸壁，以包全乳腺深部组织。

3．乳腺磁共振检查（MRI）

乳腺 MRI 检查最佳时间在月经周期第 2 周（第 7 ～ 14 天）。采用高场 1.5 T 及以上的扫描机进行乳腺 MRI 检查，以获得较好的信噪比和脂肪抑制效果。必须采用专用的乳腺线圈，在条件许可的情况下，推荐采用相控阵线圈及并行采集技术，有利于双乳同时成像，获得较好的时间和空间分辨率。

乳腺 MRI 检查诊断报告参照 BI-RADS 标准，描述病灶形态特征和动态增强曲线特征。对强化病灶性质的分析以形态分析为首要的判断依据；对于形态特征判断困难者，需要结合时间 - 信号强度增强曲线进行判断。所有图像征象的描述和分析更多依赖对增强图像的分析，根据增强后形态不同将病灶定义为点状强化、肿块和非肿块强化 3 类。

4．影像学检查规范评估及处理

乳腺影像报告数据系统（BI-RADS）是美国放射学院制定的乳腺影像诊断规范。BI-RADS 分级（类）评估是对检查影像综合评估后给出的乳腺恶性肿瘤危险性概率的诊断，有助于临床对乳腺病灶的处理。

影像学检查的 BI-RADS 分级（类）总体评估：

（1）评估是不完全的

BI-RADS 0 级：需要其他影像学检查进一步评估。

（2）评估是完全的

BI-RADS 1 级：阴性。无异常发现。

BI-RADS 2 级：良性发现，总体来说无恶性病灶征象。

BI-RADS 3 级：可能是良性发现，恶性概率≤ 2 %，建议 3 ～ 6 个月短期随访。

BI-RADS 4 级：可疑异常，临床建议手术活检。此类病变恶性概率为 2% ～ 95 %（BI-RADS 分类 4a、4b、4c 理论上恶性概率分别为 2% ～ 10%、10% ～ 50%、50% ～ 95%）。

BI-RADS 5 级：高度怀疑恶性，临床要采取适当措施，恶性概率≥ 95 %。

BI-RADS 6 级：病理活检已确诊为恶性，但尚未进行治疗的影像学评价。

5．影像学检查诊断报告质控重点内容

（1）影像学检查肿块位置描述

影像学检查发现肿瘤或其他异常，应先明确病灶属于左侧或右侧乳腺。乳腺超声检查以钟面定位标明，并测量与乳头、乳晕的距离。乳腺 X 线及磁共振检查，病灶根据钟面或象限定位或者两者结合定位，共 7 个区域：象限定位包括外上象限、外下象限、内上象限、内下象限 4 个区域；另外 3 个区域不要求钟面定位，即乳晕下区、中央区和腋尾区。

（2）影像学表现描述

1）乳腺实质构成分型。

2）主要征象描述：肿块（定位、形态、边缘和大小测量）、钙化（定位、分布范围和形态）、结构扭曲或不对称致密（定位和范围）。若病灶为单一改变，则需描述是否合并钙化。

3）伴随征象描述：乳头、乳晕、皮肤改变（乳头有无内陷，乳晕有无增厚，病灶相邻的皮肤有无增厚、凹陷），腋下淋巴结（有无肿大）。

（3）影像学诊断描述：双侧乳腺 BI-RADS 分类评估 0/1/2/3/4/5/6。

（四）不同生理时期的乳腺保健重点

乳腺保健主要是针对乳腺疾病的致病因素或危险因素，采取有效的干预措施，达到降低疾病发生率的目的；对于缺乏有效一级预防措施的疾病，则以早期发现、早期诊断和早期治疗为主，从而提高疾病的治疗效果。乳腺在体内各种内分泌激素的调控下发育及周期性改变，不同生理时期乳腺结构及好发疾病均有所不同。因此，不同生理时期的乳腺保健内容和侧重点也不同（表 4-5）。

表4-5　不同生理时期的乳腺保健重点

生理时期	乳腺结构特点	保健重点
婴幼儿期	• 乳腺尚未生长发育	• 对家长进行健康宣教，关注乳腺过早发育和发育畸形等异常情况
青春期	• 乳腺在激素作用下逐渐发育，整个乳腺、乳晕、乳头相继增大，乳晕和乳头色泽逐渐加深	• 进行相关的健康教育，消除其对乳腺发育的紧张感或恐慌，并给予相关的饮食和胸部锻炼指导，促进乳腺健康发育，及时识别异常情况 • 发现乳腺发育不全者，必要时行影像、内分泌等相关检查。针对原发性病因，转专科治疗。如伴有原发性闭经或其他先天性缺陷，行进一步检查以排除其他先天性疾病，及早治疗
育龄期	• 乳腺组织随月经周期而发生增生和复旧的周期性变化，出现乳腺导管上皮增生，乳腺小叶肥大	• 乳腺常见的良性疾病（乳腺增生、纤维腺瘤等）和恶性疾病的筛查诊断及早期治疗
围产期	• 妊娠期间，在多种激素刺激下，乳腺迅速发育，乳头增大、乳晕扩展，乳头及乳晕颜色变深，表皮增厚。乳腺小导管上皮细胞增生，腺泡腔扩大，乳腺小叶逐渐增大。至妊娠后期，整个乳房增大明显 • 哺乳期时，催乳素增多，乳腺进一步发育，乳腺小叶导管和腺泡扩张更明显，上皮细胞开始分泌乳汁，腔内分泌物增多。中断哺乳后，腺体停止分泌活动，乳腺小叶结构萎缩，分泌细胞退化，腺体恢复到静止状态	• 孕前：根据育龄期女性的年龄和乳腺癌发病风险，选择合适的检查方式，评估潜在乳腺疾病风险；做好孕前乳房保健 • 妊娠期：做好妊娠期乳腺生理性改变的知识宣教，嘱其注意清洁乳房皮肤和保持乳头清洁，指导正确哺乳等，做好母乳喂养的准备；尽早发现和处理乳腺良恶性肿瘤 • 哺乳期：指导正确的哺乳方式，鼓励坚持母乳喂养，按需哺乳；积极预防和处理乳头皲裂、乳房疼痛、乳汁淤积、产后缺乳、哺乳期乳腺炎及乳腺脓肿等；指导正确回乳
（围）绝经期	• 腺体萎缩退化，大部分腺泡和导管逐渐消失，结缔组织和胶原组织也明显减少，脂肪组织几乎完全替代腺体	• 此期女性乳腺癌发病风险高，做好乳腺癌筛查（40岁以上者乳腺彩超及X线检查相结合），早发现、早治疗

（五）乳腺癌筛查及诊疗的质控要点

乳腺癌筛查是通过有效、简便、经济的乳腺检查措施，对无症状妇女开展筛查，以期早期发现、早期诊断以及早期治疗。其最终目的是提高人群生活质量，降低乳腺癌的死亡率。筛查分为机会性筛查和群体筛查。机会性筛查是妇女个体主动或自愿到提供乳腺筛查的医疗机构进行相关检查，群体筛查是社区或单位实体有组织地为适龄妇女提供乳腺检查。

1．健康宣教

积极开展乳腺癌筛查的宣传，说明筛查的意义、方法和步骤，鼓励妇女主动接受和配合检查。采用多种宣传方式，向妇女介绍乳腺癌的病因和预防、诊断和预后，以及乳腺的解剖结构和乳腺的自我检查方法。

2．乳腺癌高风险因素

包括：①胸部放疗史；②乳腺癌家族史或遗传倾向（BRCA1/2 基因突变等）；③乳腺小叶原位癌或不典型增生；④乳腺癌病史；⑤月经生育史危险因素，如初潮年龄≤ 12 岁或行经期≥ 35 年，首次分娩年龄＞ 35 岁等。

3．乳腺癌筛查四大阳性体征

包括：①乳房肿块；②血性或浆液性乳头溢液；③不对称性腺体增厚；④乳头、乳晕和乳房皮肤改变。

4．乳腺癌筛查常用的方法

乳腺癌筛查常用的方法包括临床检查、乳腺超声检查、乳腺 X 线检查、乳腺磁共振检查、乳管镜检查、组织活检等方法。根据疾病诊断和治疗需要，选择适当的检查方法。各种检查方法的特点和适用范围见表 4-6。

表4-6　乳腺癌筛查常用的方法及特点

常用方法	检查特点
临床检查	乳房临床检查是筛查的第一步，注意查体方法及范围。发现肿块或区域淋巴结肿大时，应明确肿块或肿大淋巴结的数目、位置、大小、质地、活动度等情况。发现乳头溢液时，应明确溢液的乳管，单孔或多孔，颜色、性质以及溢液量等
乳腺超声检查	检查快捷、安全、灵便，适用于腺体致密型乳房，对微小钙化的检测敏感度不如乳腺 X 线
乳腺 X 线检查	适用于少量腺体型乳房，对 40 岁以下及腺体致密型乳房诊断准确性欠佳，检测以钙化点为主要表现的乳腺癌，与乳腺超声检查互补，可提高早期乳腺癌的检出率
乳腺磁共振检查	多应用于高危人群，如有明显乳腺癌家族史和 BRCA1/2 基因突变妇女的筛查及乳腺癌保乳治疗前后的评估
乳管镜检查	直接观察乳管病变的微型内镜检查，适用于以乳头溢血、溢液为首发症状的导管内乳头状瘤、导管原位癌等患者
组织活检	诊断金标准，包括空芯针穿刺活检、超声或 X 线引导下真空辅助活检、肿物切除活检等。对乳腺超声或 X 线提示 BI-RADS 4 级以上的病灶，或者部分 3 级病灶，出于患者要求或临床其他考虑（如年龄≥ 40 岁、高风险人群等）进行活检

5．乳腺癌筛查方法推荐

中国抗癌协会《乳腺癌诊治指南与规范（2017 年版）》对乳腺癌筛查的建议为：40 ～ 45 岁女性每年 1 次乳腺 X 线筛查，致密型乳腺推荐与 B 超联合检查；45 ～ 69 岁女性每 1 ～ 2 年 1 次乳腺 X 线检查，致密型乳腺推荐与 B 超联合检查；70 岁以上女性每 2 年 1 次乳腺 X 线检查。

我国 2009 年开始实施的农村妇女乳腺癌检查项目中的筛查年龄为 35 ～ 64 岁，初筛方法为乳腺临床检查和乳腺彩超检查，对乳腺彩超检查 BI-RADS 分级（类）为 0 级或 3 级者补充进行乳腺 X 线检查。乳腺癌筛查方法推荐见表 4-7。

6．乳腺癌筛查技术的质控

定期对筛查人员开展规范化培训以提高筛查与诊断水平，各项操作应符合临床乳腺检

表4-7　乳腺癌筛查方法推荐

人群分类	筛查方法推荐
一般妇女	• 鼓励育龄期妇女每月进行 1 次乳腺自我检查 • 20 ～ 40 岁妇女：每 1 ～ 3 年 1 次临床乳腺检查，可联合乳腺超声检查 • ≥ 40 岁至＜ 60 岁妇女：每年 1 次临床乳腺检查和乳腺 X 线检查，致密型乳腺妇女联合乳腺超声检查 • ≥ 60 岁至≤ 69 岁妇女：每 1 ～ 2 年 1 次临床乳腺检查和乳腺 X 线检查
高危妇女	• 20 岁以上妇女每 6 ～ 12 个月进行 1 次临床乳腺检查，每年 1 次乳腺 X 线检查和乳腺超声检查，必要时增加乳腺磁共振检查

注：含有本章前述 1 项或 1 项以上乳腺癌高风险因素的患者，为乳腺癌发病高危妇女。

查、乳腺超声和乳腺 X 线检查的操作规程。对乳腺超声及乳腺 X 线检查结果定期开展质控。

质控评价指标主要包括：

（1）乳腺超声检查及乳腺 X 线检查 BI-RADS 分级的准确性和各分级活检比例。

（2）筛查后活检总比例、活检中乳腺癌的比例、术前诊断乳腺癌的比例和良性病变的比例。

（3）具体要求指标：①乳腺 X 线检查每次 X 线放射量＜ 1 rad；②首次筛查后，须进一步检查的比例＜ 6%；③术前确诊的病例应达到乳腺癌的 80% 以上；④活检良性者占普查人群的比例＜ 3‰ ；⑤Ⅰ期乳腺癌占检出癌的比例＞ 60%（首次）及＞ 70%（非首次）；⑥各专业建立各自的质控标准（包括临床、超声、放射和病理等医技科室）。

7．乳腺癌筛查评估及知情同意

为患者进行乳腺癌筛查，应按照规范要求做好筛查评估和知情同意工作。筛查知情同意书和评估表见附录 4-1 和附录 4-2。

（六）乳腺常见良性疾病诊疗的质控要点

乳腺常见良性疾病主要包括乳头内陷、副乳腺、早熟性乳房肥大、乳腺增生性疾病、乳腺良性肿瘤、非哺乳期乳腺炎、急性哺乳期乳腺炎等，其诊疗质控要点见表 4-8。

表4-8　乳腺良性疾病诊疗的质控要点

疾病名称	诊疗质控要点
乳头内陷	• 明确乳头内陷分度、分型 • 根据不同分度正确诊治：Ⅰ、Ⅱ度原发性乳头内陷可先行保守治疗，指导患者保持乳头、乳晕局部清洁；对于围产期患者，孕前更应积极纠正乳头内陷，怀孕期间应少刺激乳头，避免引起宫缩反应；Ⅲ度乳头内陷或部分Ⅱ度乳头内陷有手术要求者可行手术矫正 • 继发性乳头内陷应针对病因治疗
副乳腺（多余乳房）	• 采用临床乳腺检查、乳腺超声及 X 线检查等明确副乳腺诊断 • 对于其他部位的包块，随月经周期、妊娠等情况而出现相应的肿大或疼痛、压痛时，应考虑异位乳腺可能，必要时可手术活检确诊 • 建议患者每月进行自我查体，发现副乳腺有肿块要及时明确诊断，严重影响美观及有手术要求者，可行单纯副乳腺切除手术

续表

疾病名称	诊疗质控要点
早熟性乳房肥大	• 规范病史收集：包括患者的出生过程，有无产伤及窒息，婴幼儿时期有无高热、惊厥、抽搐、癫痫等症状，既往有无重大疾患，是否服用内分泌药物或接触含激素类用品，性征及发育过程有无异常，有无手术史或外伤史等 • 全面体格检查：包括身高、体重、指尖距、坐高、营养状态、健康状况、第二性征发育情况、准确的盆腔检查（除外卵巢肿瘤）、神经系统检查、智力检查等；另外还应完善相关激素测定，以及卵巢、甲状腺、肾上腺皮质、垂体功能等的测定；必要时还应完善 X 线、B 超、CT 等相关检查 • 正确诊断及分类：真性性早熟女性乳房发育症、假性性早熟女性乳房发育症和单纯性乳房发育 • 根据需要进行多学科会诊：儿科、内分泌科、乳腺专科等参与会诊
乳腺增生性疾病	• 明确诊断，排除其他疾病 • 嘱患者放松心态，调节情绪，消除恐癌心理；告知患者单纯性增生属于自限性和反复性疾病，月经、结婚、生育、哺乳后症状可改善或消失，但时有反复，绝经后可消失，无需特殊处理 • 对于临床症状（乳痛）较重者，对症治疗。可采用中医药适宜技术 • 不典型增生者建议手术治疗以预防乳腺癌的发生
乳腺良性肿瘤	• 通过体格检查、乳腺超声、乳腺 X 线或乳管镜等相关检查明确诊断 • 有乳腺肿块者，肿块较小且无其他危险因素时，可予定期随诊观察；伴有乳痛明显或其他临床表现者，可予中药口服调理，嘱患者 6 ～ 12 个月复查一次，禁忌非医疗行为的乳房按摩等理疗操作 • 对于已婚并计划怀孕者，因妊娠和哺乳可使肿块生长加速，必要时可行手术切除；未行手术切除者，怀孕期间加强随诊。年龄 ≥ 35 岁且有乳腺癌高风险因素者（如家族史、胸部放疗史等），或者短期内肿瘤生长迅速者，均应及时手术治疗 • 有乳头溢液者必要时行乳管镜检查，诊断为导管内乳头状瘤者可行手术治疗
非哺乳期乳腺炎	• 明确诊断：常见的非哺乳期乳腺炎主要包括肉芽肿性乳腺炎和导管周围炎，临床上注意区分，并注意与炎性乳腺癌相鉴别。需要运用病理活检来分类诊断，诊断不明确时不可随意用药或手术治疗 • 对非哺乳期乳腺炎的治疗仍存在争议，需结合细菌培养、内分泌激素水平等情况进行治疗。常用的治疗方法有：抗生素（包括抗分枝杆菌药物）、类固醇激素、中医中药和手术等综合治疗 • 对难治性非哺乳期乳腺炎需要进行多学科会诊，制定治疗方案
急性哺乳期乳腺炎	• 明确诊断：正确区分乳汁淤积、急性单纯性乳腺炎和急性化脓性乳腺炎疾病各阶段，急性乳腺炎要特别注意与炎性乳腺癌相鉴别 • 对症治疗：若处于早期乳汁淤积阶段，嘱患者继续哺乳，及时有效排空乳汁；保持充分有效的休息；经通乳后疼痛或发热仍不可缓解时，可口服退热止痛药（如布洛芬胶囊） • 早期乳汁淤积如果不及时处理，可进一步发展为急性单纯性乳腺炎，在保持乳汁通畅的基础上，根据细菌培养结果加用敏感抗生素治疗 • 若发展为哺乳期乳腺脓肿，应及时采用超声引导下穿刺冲洗治疗或手术排脓，尽量采用创伤小的排脓方式以免影响哺乳 • 治疗期间在医生指导下可继续哺乳

（七）乳腺癌前病变诊疗

根据 2012 年版 WHO 乳腺肿瘤组织学新分类方法，乳腺癌前病变包括小叶原位癌、导管原位癌，以及小叶不典型增生、不典型导管增生。其诊断注意事项包括：①加强患者乳腺自我检查的意识，有乳腺癌高危因素者密切随访；②乳腺超声及 X 线摄影仍然是筛查的重要手段，确定诊断以病理诊断为依据；③一旦确诊，手术为主，早诊断早治疗。

（八）乳腺疾病术后功能恢复保健

乳腺手术对乳腺、上肢等部位均会造成不同程度的外形和功能影响，特别是全乳切除和腋窝淋巴结清扫等手术，术后患者的功能障碍更明显。乳腺癌术后常见的功能障碍主要有患肢淋巴水肿、肩关节功能障碍、神经受损、肌肉萎缩等。

1．乳腺疾病术后功能障碍评估

乳腺疾病术后功能障碍评估有利于了解障碍的程度和原因。评估应选择康复前、中、后 3 个阶段，各阶段至少评估 3 次。评估前说明检查目的、步骤、方法和感受，摆好体位，充分暴露被评定的肢体，先检查健侧，再检查患侧，进行比较。应注意避免在运动后、疲劳及情绪激动时进行检查。

（1）患肢水肿的评估：目前，前臂和上臂臂围测量是临床上评估患肢水肿的主要方式。测量工具为皮尺。

评估标准：测量各周径≥ 3 cm 以内为轻度水肿，测量各周径 3 ～ 5 cm 为中度水肿（不包括 3 cm 及 5 cm），测量各周径≥ 5 cm 为重度水肿。

（2）肌力的评估：患者肌力评估分 5 级，评估标准见表 4-9。

表4-9　患者术后肌力评估标准

级别	名称	标准	相当于正常肌力的比例（%）
1	微	仅有轻微收缩，不能使相应关节活动	10
2	差	减重情况下可使相应关节全范围活动	25
3	尚好	抗重力，相应关节全范围活动，不抗阻力	50
4	良好	抗重力，抗部分阻力	75
5	优	抗重力，抗充分阻力	100

（3）关节活动度（ROM）的评估：①指关节各关节屈曲 90°，拇指的第二指骨屈曲 70°。②腕关节掌屈 0° ～ 90°，背伸 70°。③尺桡侧偏移分别为 0° ～ 25° 和 0° ～ 55°。④前臂旋前、旋后各 90°。⑤肘关节在屈曲活动记录时以充分伸直为 0°，屈曲角度 135° ～ 150°。⑥肩关节屈，在伸直活动记录时以充分伸直为 180°；肩关节伸，垂直地面手掌朝向内侧为 0°。⑦肩内旋、外旋各 90°。⑧肩后伸 70°。

2．乳腺疾病术后功能预防保健措施

（1）乳腺癌术后患侧上肢功能锻炼

乳腺癌术后功能锻炼对于恢复患者肩关节功能和预防及减轻水肿至关重要，但必须严格遵守循序渐进的原则，不可随意提前，以免影响伤口的愈合。术后第 7 天进行患侧上肢功能锻炼可减少急性期并发症，提高患者功能锻炼的依从性和生活质量。如出现皮下积液、严重皮瓣坏死，以及植入假体或植皮者，应推迟肩关节运动，具体时间根据伤口恢复情况而定，可咨询主管医生。术后 1 ～ 3 个月是锻炼黄金时机（表 4-10）。

表4-10　乳腺癌术后患侧上肢功能锻炼

时机	活动范围	功能恢复评估指标
术后 1 ～ 2 天	保持肩关节制动，活动手指和腕部，可做伸指、握拳、屈腕动作	患侧上臂能伸直，可绕过头顶摸对侧耳朵
术后 3 ～ 7 天	拔除引流管前，以指、腕、肘关节为主，避免大幅度肩关节外展运动	可以做手指爬墙运动、手臂摆动运动
拔出引流管后（术后 8 ～ 10 天）	肩部运动，锻炼抬高上肢，肘关节屈曲抬高，手掌摸对侧肩部、对侧耳朵，做梳头、爬墙运动	

（2）术后上肢淋巴水肿预防及治疗

1）术后预防保健注意事项：保持患侧皮肤清洁，不宜在患肢手臂进行有创性的操作；避免烫伤，避免强光照射和高温环境；患侧手臂不要热敷；避免上肢负重。

2）上肢水肿的临床处理要点：①轻度或中度淋巴水肿：皮肤护理，抬高手臂，沿淋巴走向自下而上向心性按摩，做手臂功能恢复训练，戴弹力袖套。②重度淋巴水肿：戴弹力袖套，行综合消肿疗法。如手臂出现变红或异常变硬等症状，抑或水肿严重时，应考虑有感染发生，应抗感染及对症处理。

（九）乳腺癌患者心理康复保健

由于乳腺癌的特殊性，乳腺癌患者常常面临着各种心理问题，这些负面情绪贯穿在疾病诊治的全过程，常严重影响患者的生活质量和身体康复，并有可能促进癌症的发展。良好的心理支持对于乳腺癌患者的治疗和康复是很有必要的，加强心理干预，使其消除不良心理反应，树立战胜疾病的信心，从而使其积极配合治疗。

1．乳腺癌患者不同时期的心理问题

患者在疾病诊断期、围手术期、放化疗期、康复随诊期均有可能出现一些心理问题，应注意观察，及时发现，并给予恰当的干预（表 4-11）。

表4-11　乳腺癌患者不同时期的心理问题

时期	心理表现
疾病诊断期	首诊到确诊的时期，患者会受到强大的心理冲击，包括震惊、害怕、恐惧、焦虑、悲伤等强烈的情绪反应，以及对经济问题和家庭、工作责任的担忧
围手术期	患者在术前表现出焦虑和恐慌，害怕手术失败，对手术方式的选择犹豫不决；术后乳房缺如可能带来心理上的落差、自我形象的否定，以及对性功能和独立生活能力的担忧等
放化疗期	患者进入放化疗期，此时心理已经逐渐平稳，接受现实，表现出强烈的求生欲望，能够较好地配合临床治疗。此时常表现出的心理问题主要是对恶心、呕吐、脱发、骨髓抑制等不良反应的恐惧和担心，严重者甚至拒绝接受化疗
康复随访期	患者心理更加趋于平稳，进入心理康复期。这一时期主要的心理问题是担心疾病复发和转移，社交活动中因乳房缺失带来的自卑感和受歧视感，自我价值降低等

临床上常采用抑郁自评量表（SDS）、焦虑自评量表（SAS）、汉密尔顿焦虑量表（HAMA）和汉密尔顿抑郁量表（HAMD）等量表来评估患者的心理健康状况。

2．乳腺癌患者术后心理康复的保健要点

（1）成立心理护理小组，定期组织心理健康教育讲座；定期对乳腺癌患者的心理活动、个性特征或心理问题进行评估。

（2）传授心理调节方法，如放松训练、情绪转移、角色转换、音乐疗法、宣泄疗法、运动疗法等方法，增强患者对不良心理的应对能力。

（3）提高社会团体及家庭成员的参与度和支持度，在团体情境中，发挥情绪交流、相互关心、互相支持等作用；加强患者家属的认知干预，动员患者家属多关心、支持、开导患者，缓解其情绪障碍。

（4）出现严重的心理疾病症状时，联系心理专科医生进行个体化的心理治疗。

（十）乳腺保健的随访管理

乳腺疾病患者定期随访必须有专门的随访工作者，每次随访均应了解患者的治疗情况和疾病的转归。开展随访工作首先需要建立患者病例档案，病例档案是记录乳腺疾病患者发病相关的流行病学信息和临床治疗方式的重要资料。另外，建立信息化的乳腺疾病患者档案数据系统，有利于信息储存、规范化录入和统计。

1．乳腺癌患者随访管理

乳腺癌患者随访的目的：① 通过术后随访，及时解决患者在康复中遇到的各种问题；②监测患者后续治疗，如化疗、放疗、内分泌治疗等，及时进行疗效评价及药物不良反应的处理；③及时发现肿瘤的转移及复发，及时诊治。乳腺癌病例档案详见附录 4-3。

随访时间：根据 2019 年中国抗癌协会乳腺癌诊治指南与规范推荐，乳腺癌患者的随访频率需要根据复发的风险来决定。术后 2 年内，每 3 个月随访 1 次；术后 3 ～ 5 年，每 6 个月随访 1 次；第 5 年开始每年 1 次，直至终生。若有异常情况，应当及时就诊。

随访包括方式：①门诊随访：患者定期来院复查，详细登记。根据病情，及时治疗及对症处理。②电话随访：适用于行动不便、地区边远不便来院者，以及病史较长及长期用药病情比较平稳者。③其他方式如微信、互联网等各种高科技通讯方式，或者通过熟识患者的医务人员等了解情况。

2．其他人群随访

应对具有 ≥ 1 项乳腺癌高风险因素、筛查有阳性结果但无法确诊的临床可疑病例以及癌前病变术后患者等加强随访，以最终排除或确诊。由专门的随访工作者跟进，随访频率至少每年 1 次，随访方式同乳腺癌患者术后随访。随访过程中加强宣教，鼓励其加强乳腺自我检查以及积极参与乳腺癌筛查，指导其正确的生活方式及饮食习惯。

五、诊疗信息管理

科室建立乳腺保健质量与安全监测指标，定期分析监测结果，发现问题，分析原因，采取针对性措施，持续改进工作质量。监测指标见表 4-12。

表4-12　乳腺保健质量与安全监测指标

指标名称	计算公式	数据来源	监测频率
哺乳期急性乳腺炎人次		电子病历 / 登记本	每月
乳腺疾病筛查人次		电子病历 / 筛查登记本	每 3 ~ 6 个月
乳腺病理活检人次		电子病历 / 活检登记本	每月
癌前病变确诊人次		电子病历 / 登记本	
乳腺癌随访登记人次		电子病历 / 登记本	每 3 ~ 6 个月
筛查后活检比例（%）	病理活检人数 / 筛查总人数 ×100%	电子病历 / 登记本	每月
乳腺活检阳性率（%）	活检确诊乳腺癌的人数 / 病理活检总人数 ×100%	电子病历 / 登记本	每月
乳腺活检良性率（%）	活检确诊良性病变的人数 / 病理活检总人数 ×100%	电子病历 / 登记本	每月
Ⅰ期乳腺癌检出率（%）	病理确诊Ⅰ期乳腺癌的人数 / 病理活检总人数 ×100%	电子病历 / 登记本	每 3 ~ 6 个月
转诊人次		转诊登记	每月
转介人次		转介登记	每月
服务对象满意率（%）	对服务满意人数 / 调查服务对象人数 ×100%	满意度调查	每月

六、案例分析

（一）哺乳期乳腺炎治疗延误

1．基本情况

徐某某，28 岁，职员，因“产后 2 个月，右乳胀痛伴发热 3 天”于 2018 年 12 月 10 日来院就诊。当时体温 39.2℃，予以退热、口服抗生素治疗 3 天。患者症状稍缓解，未做进一步处理。4 天后，患者自觉右乳肿胀较前明显增大，疼痛明显，半天前出现发热，遂于 2018 年 12 月 17 日再次来院就诊。门诊查体提示右乳外上腺体增厚约 4 cm×3 cm，伴压痛，皮肤稍红，肤温稍高。遂门诊拟以“哺乳期右乳急性乳腺炎”收住入院。入院后予以经验性用药，青霉素抗感染治疗 5 天，但患者右乳红肿症状无明显好转。再次行乳腺超声检查提示：右乳外上混合回声区 6.0 cm×4.5 cm，考虑乳腺脓肿可能。遂予局麻下行右乳脓肿置管引流术，术中送脓液进行细菌培养及药敏试验，留置右乳负压引流管，减轻局部症状。3 天后脓液细菌培养结果显示：金黄色葡萄球菌，青霉素、头孢类药物耐药，左氧氟沙星敏感。根据药敏试验结果，予左氧氟沙星静脉滴注抗感染治疗 1 周，拔出引流管，患者恢复良好，顺利出院。

2．患者发生乳腺脓肿的原因分析

（1）围产期的乳房保健宣教不足，患者对产后预防哺乳期乳腺炎的认识不够，发病后未能及时就诊。

（2）患者在急性乳腺炎阶段，未进行乳腺超声检查排除乳腺脓肿的可能，从而失去了早期治疗乳腺脓肿的机会。

（3）未能早期进行脓液的细菌培养，失去尽早有针对性地使用抗生素的时机。

（4）门诊医生对哺乳期乳腺炎的发生、发展及如何有效预防乳腺脓肿形成仍缺乏足够的认识，需要进一步加强学习和教育。

3．改进措施

（1）加强孕产妇围产期乳房保健相关知识的宣教，提高产妇进行乳房保健和预防哺乳期乳腺炎的意识。

（2）门诊医生使用抗生素前尽可能取标本进行细菌培养和药敏试验。

（3）对可疑患者，必须进行相关影像学检查，及时发现可能形成的乳腺脓肿并进行相关治疗。

（二）慢性乳腺炎合并乳腺癌

1．基本情况

陈某某，45岁，职员，因“左乳外上肿物伴红肿1周”于2018年11月10日来院门诊就诊。查体：体温36.5℃，左乳外上可扪及约3 cm×2 cm肿物，表面皮肤红肿。门诊行乳腺超声检查提示：左乳外上肿物，边界欠清楚，内部回声混乱。结合临床表现，考虑左乳非哺乳期乳腺炎。遂予以口服左氧氟沙星抗感染治疗5天。5天后返院门诊复查，左乳外上肿物无明显变化，但皮肤红肿稍好，后改用甲泼尼龙激素治疗2周。2周后返院复查，查体：左乳外上肿物3 cm×2 cm，皮肤红肿消退。遂拟以“左乳非哺乳期乳腺炎”收住入院，并行左乳肿物切除术。术后病理提示：左乳浸润性癌，伴周围慢性炎症改变。后再次行左侧乳腺癌改良根治手术，并给予术后辅助化疗一疗程，患者恢复良好，顺利出院。

2．患者乳腺癌漏诊原因分析

（1）未能严格遵循乳腺慢性炎症的诊疗操作规范，对左乳肿物未常规进行病理穿刺活检明确诊断，而仅凭经验，根据临床表现，判断为左乳慢性炎症。

（2）对炎症性乳腺癌缺乏警惕性，应用激素治疗后，病灶缩小，误以为治疗有效。患者45岁，处于乳腺癌发病高峰年龄，未进行乳腺X线摄影等检查排除乳腺癌可能。

（3）患者经过抗炎治疗后，病灶大小变化不明显，类似临床疑难病例，但接诊医生未及时组织多学科会诊，充分评估患者病情。

3．改进措施

（1）加强对乳腺疾病诊疗规范的学习。不能仅凭个人经验盲目进行治疗，应严格遵循相关临床诊疗规范进行临床诊治。

（2）对治疗反应未达到预期效果的疑难病例，需要及时组织多学科会诊，发挥多学科团队力量，开展临床疑难病例的诊断和治疗。

附录

附录4-1 乳腺肿物活检手术同意书

姓名：	性别：	年龄：	床号：	住院号：
入院日期：				
临床诊断：				

您好！

根据您的病情，现需在__________麻醉方式下进行如下手术：

乳腺穿刺活组织检查 □乳腺病损微创旋切术（麦默通） □乳腺病损切除活检术

一般来说，手术和麻醉过程是安全的，但由于手术具有创伤性和风险性，医师不能向您保证手术的效果。因个体差异及某些不可预料的因素，术中和术后可能会发生意外和并发症，导致身体器官严重功能障碍，甚至留下终身残疾，严重者还可能危及生命。现告知如下，包括但不限于：

1. 麻醉意外及并发症；所用任何药物都可能产生副作用，包括轻度的恶心、皮疹等症状到严重的过敏性休克，甚至危及生命。
2. 术中、术后出血，严重者可致休克，危及生命；术后切口感染、伤口愈合不良；伤口出血、血肿形成、皮肤瘀斑；术后局部皮肤感觉异常（如麻木、疼痛）。
3. 胸部组织、器官的损伤：极罕见穿入胸腔、纵隔、心包、心脏等，出现气胸或血胸（1% ~ 4%）、胸腔积液、纵隔积液、心包积液、心脏穿孔等。
4. 术后乳房外观改变，如瘢痕形成、切口皮肤凹陷等；术后哺乳障碍。
5. 术后有肿瘤再发、复发可能（多发病灶者易于术后再发、复发），多发病灶者不需要完全切除所有病灶。
6. 根据术后病理结果决定手术范围及方式，可能需要再次手术治疗；快速冰冻病理检查不能确诊，可能需石蜡病理检查确诊。
7. 患有高血压、心脏病、糖尿病、肝肾功能不全、静脉血栓等疾病或者有吸烟史，可能增加手术风险，或者在术中或术后出现相关的病情加重或心脑血管意外，甚至死亡。
8. 其他目前无法预计的风险和并发症，或不可预测的其他情况（如器械故障、停电等）。

对于上述可能出现的并发症，医护人员将予全力预防和治疗。家属请仔细阅读、了解上述内容并签字。

谈话医生签名____________ 签名日期：____年____月____日____时____分

对上述内容，作为患者和（或）家属，我（们）已详细了解知情并理解，经慎重考虑________（同意/不同意）接受该项规范的操作，愿意承担操作所带来的相关风险和支付所需费用，愿意听从并积极配合医护人员在医疗上的管理和安排，并授权医师在此实施过程中遇有紧急情况时，为了保障患者的生命安全对其实施必要的救治措施。今签字为证。

患者签名________________ 签名日期：____年____月____日____时____分

附录4-2　乳腺癌筛查评估表

编号：______　姓名：______　检查日期：______

职业：______　年龄：______　出生日期：______

地址：______　联系电话：______

风险度评估	1．初潮年龄：□不知道　□< 12 岁　□12 ~ 13 岁　□≥ 14 岁
	2．初次妊娠年龄：______岁　□无
	3．初产年龄：______岁　□无
	4．流产次数：______次　□无
	5．停经年龄：□未停经　□≥ 50 岁　□< 50 岁
	6．服用雌激素：□无　□≥ 15 年　□< 15 年
	7．是否接受辅助生殖：□否　□人工授精　□试管婴儿
	8．是否接触有害职业环境：□否　□有，接触年限：______
	9．作息和饮食是否规律：□是　□否
	10．是否摄入高脂肪、高糖饮食：□是　□否
	11．是否吸烟：□是　□否
	12．是否饮酒：□是　□否
	13．乳腺癌家族史：□无　□有（关系：______）□卵巢癌家族史　□子宫内膜癌家族史
	14．乳腺疾病史：□无　□乳腺炎　□乳腺良性肿瘤　□乳腺增生　□不典型增生　□原位癌　□其他：______
	15．乳腺手术史：□无　□有，时间：______　手术名称：______

筛查方式	临床乳腺检查	右乳	左乳
		□无症状和体检阴性	□无症状和体检阴性
		□单纯乳腺疼痛	□单纯乳腺疼痛
		□周期性　□非周期性	□周期性　□非周期性
		□有症状或体检阳性	□有症状或体检阳性
		□乳房肿块：最大直径____cm	□乳房肿块：最大直径____cm
		□伴乳头溢液	□伴乳头溢液
		□乳头溢液未扪及肿块	□乳头溢液未扪及肿块
		□不对称性增厚或结节	□不对称性增厚或结节
		□对称性增厚	□对称性增厚
		□皮肤改变	□皮肤改变
		□橘皮样改变　□皮肤内陷	□橘皮样改变　□皮肤内陷
		□乳头内陷　□皮肤红肿	□乳头内陷　□皮肤红肿
		□乳头湿疹　□皮肤溃疡	□乳头湿疹　□皮肤溃疡
		□皮肤窦道	□皮肤窦道
		□淋巴结肿大	□淋巴结肿大
		□建议辅助检查：□ BUS　□ MG　□ FDS　□ MRI　□其他	

续表

筛查方式	乳腺超声检查	右乳	左乳
		□乳房类型 □弥漫均质型 □微囊型 □混合型 □少腺体型 □不伴肿块的乳头溢液 □未见肿块等异常改变 □单纯囊肿 □复合囊肿 □混合囊肿 □假体植入或注射隆胸 □固定不变的术后改变 □肿块部位（象限和时钟位）：____ □大小（纵横径____cm） □肿块形态 □圆形 □卵圆形 □不规则 □分叶状 □肿块边界 □平滑 □欠平滑 □有包膜 □无包膜 □肿块内部回声 □低 □等 □高 □均匀 □不均匀 □肿块纵横比 □> 1 □≤ 1 □肿块侧方回声：□有 □无 □肿块后方回声：□衰减 □增强 □无变化 □肿块内钙化灶：□有 □无 □侵犯皮肤：□无 □有 □多普勒血流像： □无血流 □少血流 □多血流 □1～2点状 □3～4点状 □> 5点状 BI-RADS 分级： □1级 □2级 □3级 □4级 □5级 □6级	□乳房类型 □弥漫均质型 □微囊型 □混合型 □少腺体型 □不伴肿块的乳头溢液 □未见肿块等异常改变 □单纯囊肿 □复合囊肿 □混合囊肿 □假体植入或注射隆胸 □固定不变的术后改变 □肿块部位（象限和时钟位）：____ □大小（纵横径____cm） □肿块形态 □圆形 □卵圆形 □不规则 □分叶状 □肿块边界 □平滑 □欠平滑 □有包膜 □无包膜 □肿块内部回声 □低 □等 □高 □均匀 □不均匀 □肿块纵横比 □> 1 □≤ 1 □肿块侧方回声：□有 □无 □肿块后方回声：□衰减 □增强 □无变化 □肿块内钙化灶：□有 □无 □侵犯皮肤：□无 □有 □多普勒血流像： □无血流 □少血流 □多血流 □1～2点状 □3～4点状 □> 5点状 BI-RADS 分级： □1级 □2级 □3级 □4级 □5级 □6级
		□建议辅助检查：□MG □FDS □MRI □活检 □其他	

续表

<table>
<tr><td rowspan="6">筛查方式</td><td rowspan="6">乳腺X线检查</td><td>右乳</td><td>左乳</td></tr>
<tr><td>乳房类型
□脂肪型　□少腺体型
□多腺体型　□致密型</td><td>乳房类型
□脂肪型　□少腺体型
□多腺体型　□致密型</td></tr>
<tr><td colspan="2">□典型良性钙化（左　右）
□皮肤钙化　□血管钙化　□粗糙或爆米花样钙化　□粗棒状
□点状钙化　□中心透亮或环状钙化　□“蛋壳”或“边缘”钙化
□牛奶样钙化　□缝线样钙化　□营养不良性钙化</td></tr>
<tr><td>□中间型钙化
□不定形或模糊钙化
□粗糙不均质钙化
□恶性钙化
□细小多形性钙化
□线样或线样分支状钙化
□簇状分布　□线状分布
□段样分布　□区域性分布
□弥漫性分布
□肿块
□最大径：____cm
□圆形　□卵圆形　□分叶状
□不规则　□边缘清楚
□边缘模糊　□毛刺状边缘
□低密度　□等密度　□高密度
□含脂肪透亮区
□结构扭曲
□手术后　□非手术后
□团块不对称　□局灶不对称
□导管征　□乳房内淋巴结
□其他：</td><td>□中间型钙化
□不定形或模糊钙化
□粗糙不均质钙化
□恶性钙化
□细小多形性钙化
□线样或线样分支状钙化
□簇状分布　□线状分布
□段样分布　□区域性分布
□弥漫性分布
□肿块
□最大径：____cm
□圆形　□卵圆形　□分叶状
□不规则　□边缘清楚
□边缘模糊　□毛刺状边缘
□低密度　□等密度　□高密度
□含脂肪透亮区
□结构扭曲
□手术后　□非手术后
□团块不对称　□局灶不对称
□导管征　□乳房内淋巴结
□其他：</td></tr>
<tr><td>BI-RADS 分级：
□1 级　□2 级　□3 级
□4 级　□5 级　□6 级</td><td>BI-RADS 分级：
□1 级　□2 级　□3 级
□4 级　□5 级　□6 级</td></tr>
<tr><td colspan="2"></td></tr>
<tr><td></td><td></td><td colspan="2">综合评估级别：右乳 BUS______级，左乳 BUS______级
右乳 MG______级，左乳 MG______级</td></tr>
</table>

续表

筛查方式	乳腺X线检查	□建议进一步检查：□BUS　□MG　□FDS　□MRI　□其他 □建议活检：□FNA　□CNB　□真空辅助旋切活检　□钢丝定位活检 □手术活检　□TCT　□其他 □每年随诊　□密切随诊：______月后随诊 □临床印象：________ □病理诊断：________ □是否再次活检：□否 □是（理由和术名）______　□再次活检结果：______
检查医生签名 □BUS：　□MG：　□评估医生签名： 年　月　日		

注：BUS，乳腺超声检查；CNB，空芯针穿刺活检术；FDS，纤维乳管内镜检查；FNA，细针抽吸活组织检查；MG，乳腺X线检查；TCT，液基薄层细胞检查。

附录4-3　乳腺癌病例档案及随访登记表

姓名：	性别：	年龄：
住址（邮编）：		联系方式：

一、流行病学相关因素

1. 肿瘤家族史：(1) 无；(2) 乳腺癌家族史；(3) 卵巢和子宫内膜癌家族史；(4) 其他
2. 一代直系亲属（母亲、姐妹、女儿）有多少人患乳腺癌：(1) 0个；(2) 1个；(3) ＞1个；(4) 不详
3. 初潮年龄：(1) 7～11岁；(2) 12～13岁；(3) ≥14岁；(4) 不详
4. 绝经年龄：(1) ＜45岁；(2) 45～55岁；(3) ＞55岁
5. 初产年龄：(1) ＜20岁；(2) 20～24岁；(3) 25～29岁；(3) ≥30岁；(4) 未生育
6. 产次：(1) 0；(2) 1次；(3) 2～3次；(4) ≥4次
7. 哺乳史：(1) 有；(2) 无
8. 乳腺既往疾病史：(1) 无；(2) 良性增生；(3) 不典型增生；(4) 乳头状瘤；(5) 纤维腺瘤；(6) 其他良性肿瘤
9. 是否接受过乳腺活检：(1) 无；(2) 有：a) 1次；b) ＞1次
10. 外源性激素摄入：(1) 无；(2) 口服避孕药；(3) 激素替代治疗
11. 电离辐射：(1) 无；(2) 接受过胸部放疗；(3) 青春期接受胸部X线检查
12. 高脂肪、高热量饮食：(1) 无；(2) 有
13. 吸烟：(1) 无；(2) 有
14. 饮酒：(1) 无；(2) 有

二、手术病理资料

1. 手术时间：____年____月____日
2. 手术方式：(1) 区段手术；(2) 全乳手术；(3) 改良根治术；(4) SLN活检；(5) 腋窝淋巴结清扫

续表

3．病理诊断：(左乳 / 右乳 / 双侧)
(1) 乳腺癌组织类型：①导管原位癌；②小叶原位癌；③浸润性小叶癌；④浸润性导管癌；⑤小管癌；⑥浸润性筛状癌；⑦髓样癌；⑧黏液癌；⑨其他 _______ (填写文字)
(2) TNM 分期：0 期，Ⅰa 期，Ⅰb 期，Ⅱa 期，Ⅱb 期，Ⅲa 期，Ⅲb 期，Ⅲc 期，Ⅳ期
肿瘤大小：____ 厘米。LN 转移：(　/　) 转移，SLN (　/　) 转移
4．免疫组化：ER____　PR____　HER2____　Ki-67____　p53____　AR____
三、术后辅助治疗
1．化疗：(1) 无；(2) 有，具体方案：________________________________
2．放疗：(1) 无；(2) 有，具体方案：________________________________
3．内分泌治疗：(1) 无；(2) 有，具体方案：________________________________
4．生物靶向治疗：(1) 无；(2) 有，具体方案：________________________________
四、随访资料登记
1．随访时间：____年____月____日
2．目前接受的治疗方案：_________________________
3．临床预后随访信息
(1) 复发：①无；②有
复发时间：________。复发部位：______________________________
(2) 转移：①无；②有
转移时间：________。转移部位：______________________________
(3) 死亡：①否；②是
死亡时间：________。死亡原因：__________________

注：SLN，前哨淋巴结。

参考文献

[1] 王颀，吴久玲．农村妇女乳腺癌筛查培训教材 [M]．北京：人民卫生出版社，2015.

[2] 左文述，于金明．现代乳腺肿瘤学 [M]．2 版．济南：山东科学技术出版社，2006.

[3] 左文述，于金明．乳腺疾病学 [M]．北京：人民卫生出版社，2017.

[4] 董守义，耿翠芝，吴祥德．乳腺疾病诊治 [M]．3 版，北京：人民卫生出版社，2017.

[5] 中国抗癌协会乳腺癌专业委员会．中国抗癌协会乳腺癌诊治指南与规范（2017 年版）[J]．中国癌症杂志，2017，27（09）：695-759.

[6] American College of Radiology．BI-RADS：ultrasound，2nd ed．In：Breast imaging reporting and data system atlas．5th ed．Reston，VA：American College of Radiology，2013 [M]．

[7] 陈万青，郑荣寿．中国女性乳腺癌发病死亡和生存状况 [J]．中国肿瘤临床，2015，42（13）：668-674.

[8] 王颀，张安秦．乳腺癌筛查与诊断技术手册 [M]．广州：广东科技出版社，2009.

[9] 刘爱民．国际疾病分类第九版临床修订本手术与操作 ICD-9-CM-3：2011 版．北京：人民军医出版社，2013.

[10] 中华预防医学会妇女保健分会乳腺保健与乳腺疾病防治学组．非哺乳期乳腺炎诊治专家共识 [J]．中国实用外科杂志，2016，36（7）：755-758.

第五章　妇科质量与安全管理

一、组织管理

（一）成立科室质量管理工作小组

成立科室质量管理工作小组，科室主任任组长。小组成员包括科室正、副主任，护士长，科室业务骨干。

（二）质量管理工作小组职责

1．制订科室质量安全管理方案、年度计划，目标明确，并组织实施。

2．定期对科室医务人员开展相关法律法规、工作制度以及诊疗常规 / 规范等技术文件的培训，检查并督促落实。

3．建立妇科诊疗质量管理监测指标，每月召开科室质量分析会议，对检查结果和监测指标进行分析，发现问题及时整改，并评价实施效果。

4．定期开展质量管理活动，全员参与，学会使用质量管理工具，持续改进服务质量。

5．建立科室质量管理手册，按时记录科室质量分析会议、培训、监测指标结果以及质量持续改进活动等，加强档案管理。

二、医务人员资格认证、能力评估和服务授权

（一）依法执业

1．医师、护理人员应依法取得医师执业资格和护士执业资格，不超范围执业。执业医师根据国家规定接受住院医师规范化培训。从事与终止妊娠、结扎及助产技术相关工作的医护人员应取得“母婴保健技术考核合格证书”。

2．专科人员均应定期接受妇产科和妇女保健相关专业知识与技能的培训和考核。

3．妇科腔镜操作人员上岗前应接受专业培训，并考核合格。

（二）资质与职责

根据本专科岗位设置，制定岗位的人员资质，明确岗位职责（表 5-1）。

表5-1　妇科主要岗位的人员资质与职责

人员	资质	职责
科主任	• 获得副主任医师及以上职称，具有 10 年以上妇产科或妇女保健工作经验 • 具备处理疑难危重症和跨学科合作能力 • 具备组织应对和处理重大抢救以及应对突发事件的能力 • 具备一定的行政管理及沟通协调能力	• 全面负责本科室医疗保健服务全过程的质量控制，督导护理工作质量的提高 • 组织制订本科室年度工作计划并监督实施，定期检查、总结、汇报 • 规范医疗行为，督促本科室人员认真执行工作制度、岗位职责、筛查及诊疗常规 / 规范，组织疑难危重、死亡病例的讨论，组织协调本科室的重大抢救 • 组织召开科室质量分析会议等，对科室医疗、保健、护理质量进行分析，发现问题，持续改进 • 组织开展新技术、新项目，督促科研及教学、培训工作 • 承担本专科相关的公共卫生职责
护士长	• 获得主管护师及以上职称，从事妇科工作满 3 年 • 具备妇科理论知识及操作技能，能够完成相关护理技术操作 • 具备综合分析和护理疑难急症患者的能力，能够独立护理高危患者 • 具备协助医师抢救急危重症患者的能力	• 负责分管科室护理行政和业务管理工作 • 根据护理部及科室内工作计划，结合科室具体情况，制订科室的护理工作计划，并组织实施、检查与总结 • 每天定时进行护士长查房工作，发现疑难、危急病例时立即报告医师 • 参与急危重症的抢救和护理 • 参与科室质量分析会，定期组织统计并分析妇科护理质量指标数据，优化护理服务流程
医师	• 具备医师资格 • 具有全面的医学理论和实际临床技能，具有一定的综合分析、诊断能力 • 具备能够应对和处理重大抢救及突发事件的基本能力	• 在科室主任领导下开展日常妇科常见疾病诊疗工作，严格执行各项制度、筛查及诊疗常规 / 规范、服务流程 • 参与疑难危重病例的抢救及突发事件的处理 • 协助组织并参与疑难、危重病例的会诊和病例讨论、出院及死亡病例总结讨论 • 负责科室医疗质量指标的监测、分析等，协助科主任做好各种资料收集、整理、分析及上报工作
护士	• 获得护师及以上职称 • 具备妇科理论知识及操作技能，能够完成相关护理技术操作 • 具备综合分析和护理疑难急症患者的能力，能够协助护理高危患者 • 具备协助医生抢救急危重症患者的能力	• 协助护士长负责门诊护理工作 • 每天定时进行诊室巡查工作，发现特殊情况立即报告医师 • 参与急危重症的抢救和护理 • 参与科室质量分析会，负责病例随访、健康咨询与健康教育，改善护理服务

（三）医师分级能力评估

1．医师能力分级

对科室不同级别的医师业务能力进行分级评估，评估标准见表 5-2。

表5-2　医师能力分级评估标准

人员	具备能力
医师	• 掌握妇科常见疾病筛查及诊治基础知识和基本理论 • 熟悉妇科常见疾病的筛查及诊疗常规和技术操作常规 • 具备咨询指导、宣教能力及与患者沟通病情的能力
主治医师	• 具备医师应具备的能力 • 掌握较复杂妇科疾病的诊疗知识和操作技术 • 具备与患者沟通常见处理治疗知情同意的能力 • 具备本专业带教和科研能力
副主任 / 主任医师	• 具备主治医师应具备的能力 • 熟悉妇科疾病诊疗的最新进展，掌握新技术、新项目，具有主持高风险操作的能力 • 具有妇科急危重症处理及疑难病例诊治的能力 • 具备指导下级医师制定诊疗方案和质量管理能力 • 具备师资培训能力，能够主持开展本专业的学术交流和科学研究

2．手术分级

根据 ICD-9-CM-3（即《国际疾病分类第九版临床修订本手术与操作》）进行专业手术分级，依据手术技术难度、复杂性和风险度，将手术分为 4 级，各级手术名称及手术审批权见表 5-3。手术分级名单供参考，各机构可按照国家及本省要求，并结合本机构情况进行调整和细化。

在实施手术过程中，应注意：

（1）预期手术的级别在值班医生手术权限级别内时，可通知并施行手术。若属高风险手术或预期手术超出自己手术权限级别，应立即报上级医师。原则上应由具备预期手术相应级别手术权限的医师主持手术。

（2）在需紧急抢救生命的情况下，在上级医生暂时不能到场主持手术期间，任何级别的值班医生在不违背上级医生口头指示的前提下，有权、也必须根据具体情况主持其认为合理的抢救手术，不得延误抢救时机。

（3）高风险手术是指可能造成患者重大损伤甚至危及生命，手术科室质量安全管理小组认可、科主任认定的存在高度风险的任何级别的手术，须经科内讨论，科主任签字同意后报医务处 / 科。

（4）急诊手术中如发现需施行的手术超过自己的手术权限时，应立即口头上报请示。

表5-3　妇科手术分级、手术审批权限表

手术级别	手术名称	ICD编码	手术审批
一级手术	前庭大腺脓肿切开引流	71.2201	住院医师签发手术通知单
二级手术	输卵管结扎术，切断式，双侧（抽芯包埋法、袖套法）	66.3201	病区主任审批，高年资主治医师以上人员签发手术通知单
	剖腹探查术	54.1101	
	子宫颈锥形切除术	67.2 01	
	处女膜成形术	70.7601	
	子宫颈环扎术，经阴道	67.5901	
	子宫腔内粘连松解术	68.2102	
	输卵管复通术	66.7903	
三级手术	子宫病损切除术，经腹腔镜	68.2902	科主任审批，由副主任医师及以上职称的人员签发手术通知单
	输卵管妊娠切开取胚胎并修补术，经腹腔镜	66.0106	
	卵巢病损切除术，经腹腔镜	65.2501	
	尿道无张力悬吊术，经阴道	59.5 03	
	阴道前后壁修补术	70.5001	
	子宫修补术	69.4901	
	腹腔内出血探查术	54.1905	
	输卵管造口术，经腹腔镜	66.0202	
	盆腔粘连松解术，经腹腔镜	54.5102	
	宫腔镜检查术	68.1201	
	子宫全切除术	68.4901	
	子宫全切除术，经腹腔镜	68.4101	
	子宫全切除术，经阴道	68.5901	
	子宫颈环扎术，经腹腔镜	67.5102	
	输卵管插管疏通术，经宫腔镜	66.9603	
	卵巢扭转松解术，经腹腔镜	65.9502	
	阴道成形术	70.6101	
	输卵管吻合术，经腹腔镜	66.7302	
	子宫病损切除术，经宫腔镜	68.2905	
四级手术	子宫瘢痕妊娠清除术，经宫腔镜	68.2912	医务处审批，由科主任及主任医师签发手术通知单
	子宫骶韧带悬吊术，经腹腔镜	69.2212	
	子宫纵隔切除或切开术，经宫腔镜	68.2202	
	盆腔淋巴结清扫术	40.5913	
	保留子宫的阴道全盆底悬吊术（用 Prolift 材料）	70.7803	
	膀胱阴道瘘修补术	57.8402	

（四）服务授权

根据医院资质授权组织的统一规定，开展资质授权工作。每年由考评小组对已经取得相应资质的医护人员进行技术能力与医疗质量评价，对评估合格者授予妇科诊疗服务资格，并建立个人技术考核档案。

根据医师的资质及能力，授予相应的手术权限（各级医师手术权限见表5-4）。针对每一名医生的手术授权应授权到具体的手术名称，而不仅仅是手术级别。

表5-4　各级医师资质及手术权限表

医师类别	资质及手术权限
低年资住院医师	• 从事住院医师工作3年以内 • 在上级医师指导下，熟练掌握一级手术
高年资住院医师	• 从事住院医师工作满3年（规范化培训考核合格后） • 在熟练掌握一级手术的基础上，在上级医师指导下逐步开展二级手术
低年资主治医师	• 从事主治医师工作3年以内 • 在熟练掌握二级手术的基础上，在上级医师指导下逐步开展三级手术
高年资主治医师	• 从事主治医师工作满3年 • 掌握三级手术，在上级医师带领下参与四级手术
低年资副主任医师	• 从事副主任医师工作3年以内 • 熟练掌握三级手术，在上级医师指导下逐步开展四级手术
高年资副主任医师	• 从事副主任医师工作满3年 • 在主任医师指导下，开展四级手术，亦可根据实际情况单独完成部分四级手术
主任医师	• 受聘主任医师工作者 • 熟练完成四级手术，特别是完成新开展的手术或引进的新手术，或重大探索性科研手术

三、医学伦理和知情同意

医务人员在筛查及疾病诊治过程中，应鼓励患者参与到筛查及诊疗计划的制订中。严格履行告知义务，将健康状况、病情、诊断、医疗措施和医疗风险充分告知，并提供不同的筛查及诊疗方案，尊重筛查对象及患者的知情选择权。注重询问病史的方式、方法并保护筛查对象及患者隐私，男性医生诊查时应有女性医务人员或女性家属在场。

在妇科筛查及诊疗服务过程中，部分服务项目需服务对象或其家属充分了解并签署知情同意书后方可执行。宫腔镜检查术知情同意书模板见附录5-1。

四、服务过程质量与安全管理

（一）妇科常见疾病筛查及诊疗质量管理

1．病史采集质控要点

采集病史是医患沟通，建立良好医患关系的重要时机。根据临床症状和体征询问病史应有目的性，切勿遗漏关键的病史内容，以免造成漏诊或误诊。多采用启发式提问，避免主观臆断。妇科常见疾病病史采集质控要点见表5-5。

表5-5　妇科常见疾病病史采集质控要点

病种	质控要点
生殖道感染/性传播疾病	• 询问有无局部症状、体征，如外阴瘙痒、灼痛、性交痛、出血等，症状、体征不缓解，甚至发展到发热、腹痛等全身症状 • 重点询问性生活史：初次性交年龄、不洁性生活、多个性伴侣及性伴侣感染史 • 询问月经史、婚育史、避孕方法 • 了解既往疾病史：盆腔炎性疾病、不孕史、全身性疾病 • 了解药物使用史：抗菌药物使用情况等
异常子宫出血	• 重点询问患者初潮的情况、既往及现在月经周期、经期、经量、频率、有无痛经等情况，了解月经异常的模式 • 询问婚育史、避孕方法、性生活史 • 询问家族遗传病史、激素药物等环境毒物暴露史（胎儿期及出生后） • 询问生长发育史、既往疾病史、手术史（特别是子宫、卵巢的手术史） • 有无牙龈易出血，皮肤黏膜容易出现出血点、瘀斑的情况 • 了解药物使用史：近期服药情况 • 个人史：近期生活、工作、饮食、精神情况
异位妊娠	• 询问临床症状（下腹痛及阴道流血症状，以及恶心、呕吐、上腹痛等不典型症状） • 重点询问患者月经史（停经史）、性生活史、避孕情况 • 询问既往妊娠史、手术史，有无异位妊娠史、盆腔炎史、吸烟史、药物过敏史等 • 重点询问高危因素，包括既往有多次人流史、输卵管炎症、输卵管手术或妊娠史、输卵管发育不良或异常、避孕失败等情况
盆底功能障碍性疾病	• 有无阴道口组织物脱出、明显下坠感，组织物脱出是否能回纳，下坠感能否缓解等 • 有无排便和排尿异常、性功能障碍、性交痛 • 询问月经史、婚育史、既往疾病史、生活习惯、药物使用情况、盆腔手术史和放疗史等，建议应用国际标准化问卷，如盆底功能影响问卷简表（PFIQ-7）、国际尿失禁咨询委员会尿失禁问卷简表（ICI-Q-SF）和盆腔器官脱垂及尿失禁性生活问卷（PISQ-12），了解症状的严重程度及对患者生活质量的影响
妇科肿瘤	• 有无异常阴道出血、腹部包块、月经改变、贫血、便秘、尿频、腹胀症状出现 • 重点询问初潮年龄及月经史 • 饮食结构、肥胖及个人史 • 了解药物使用史：雌激素和孕激素的应用 • 家族史 • 评估是否需要手术治疗

2．妇科检查质控要点

（1）复习病史，核对信息。

（2）规范操作：按照规范完成妇科检查流程，预防交叉感染；按照疾病诊疗的要求规范取样；核对是否有性生活史，否认性生活史的妇女不应行阴道窥器检查及双合诊检查，应行直肠-腹部诊；有异常阴道出血者，检查前应常规消毒外阴，使用无菌手套及器械行妇科检查；对于闭经、卵巢早衰、生殖道畸形等妇女，必要时应用小号阴道窥器检查。注意不对处女膜完整性加以描述。重点检查有无盆腔疼痛和肿块。

（3）注重人文关怀，注意保护隐私。检查房间应有隔离屏障和有关设施，并尽量避免服务对象在检查过程中受到打扰。留意不适或疼痛征象，根据需要随时停止检查。

（4）记录检查中的异常情况，必要时请专家复诊并完善相关辅助检查以明确诊断。

3．妇科常用检查技术及辅助检查质控要点

妇科常用检查技术主要包括：分泌物取样、细胞学取样、后穹隆穿刺、阴道镜检查、宫腔镜检查等。常用辅助检查包括：实验室检查（分泌物、内分泌检查等）、影像学检查（妇科B超/CT/MRI）。实验室需符合建设要求，并按临床检验科规范的检验方法及质量控制标准运行。妇科常用检查技术及辅助检查质控要点见表5-6。

表5-6　妇科常用检查技术和辅助检查质控要点

检查项目	质控要点
取样	• 妇科检查时，应常规做分泌物检查 • 取样方法 – 阴道分泌物取样：用小棉签从阴道侧壁上1/3处或后穹隆处轻轻刮取或蘸取阴道分泌物，采用滚动涂片法均匀地涂抹在玻片上做白带常规检查 – 宫颈分泌物取样：用无菌棉清除宫颈外口表面过多的分泌物，将取材拭子插入宫颈管内1～2 cm，稍用力转动，保留30秒后取出。主要检查目标是中性粒细胞、淋病奈瑟球菌（淋球菌），以及支原体、衣原体；必要时做梅毒螺旋体检查、淋球菌培养 – 人乳头瘤病毒（HPV）检测取样：将取材器插入宫颈口1～1.5 cm，沿同一方向旋转3圈后取出，于保存液瓶中保存刷头并充分震荡。如果需要同时做细胞学及HPV检测，取材时应先取细胞学标本，后取HPV检测标本。标本按照要求进行室内、室间质控 – 宫颈细胞学检查取材：①充分暴露宫颈。②使用无菌干棉球将宫颈表面过多分泌物拭净再行取材。③以宫颈外口为圆心，在宫颈外口鳞柱上皮交界处和宫颈管内，用宫颈细胞刷刮取1～2周，应尽量避免损伤宫颈引起出血，影响检查结果。④如采用传统巴氏涂片，需立即将刷取的标本均匀薄薄涂于载玻片上，应顺同一方向轻轻均匀推平，不宜太厚，切忌来回涂抹，涂片面积应不小于玻片的2/3。⑤如采用液基细胞学检测，需立即将取材器上的细胞尽可能全部洗入或将毛刷头取下直接放入装有保存液的小瓶中送检
阴道镜检查	• 按照规范严格掌握适应证和禁忌证 – 适应证：①宫颈筛查阳性者：HPV高危亚型持续阳性者。②HPV16、18亚型阳性者。③宫颈细胞学检查结果异常。④醋酸及复方碘液染色肉眼观察法（VIA/VILI）结果异常。⑤裸眼直观检查可疑宫颈浸润癌。⑥临床可疑病史：接触性出血、阴道异常排液、不规则阴道出血、外阴阴道可疑病变。⑦高频电波刀环形电圈切除术（LEEP）或宫颈冷刀锥切术（CKC）确定病变部位及范围。⑧宫颈病变治疗后随访 – 禁忌证：无绝对禁忌证，相对禁忌证是月经期、急性阴道宫颈炎症 • 阴道镜检查前准备 – 全面复习患者病史，了解阴道镜检查指征，做好知情同意 – 准备阴道镜检查相关器械和试剂 – 阴道镜检查前排除女性下生殖道急性炎症 – 绝经后女性在排除阴道使用雌激素禁忌后，阴道用雌激素软膏2～3周后停药3～7天，行阴道镜检查 – 阴道镜检查前48小时内禁止性生活、阴道冲洗、放药，检查尽量避开月经期

续表

检查项目	质控要点
阴道镜检查	• 阴道镜操作关键环节：阴道镜检查过程动作轻柔，注意保护宫颈及阴道黏膜 - 全面观察外阴、阴道及宫颈：在放入阴道窥器之前，首先观察外阴、阴道前庭、会阴体及肛周皮肤纹路、色泽，有无赘生物、溃疡或者创伤，有无抓痕，并观察外阴分泌物性状及有无血迹。全面观察整个阴道壁色泽、薄厚，有无充血、溃疡及赘生物等。观察宫颈及阴道表面分泌物的性状，如有大量分泌物或血液，用棉球擦拭 - 观察顺序：先宫颈后阴道，先低倍镜（5× 或者 10×）后高倍镜。观察宫颈及阴道有无异常，如溃疡、纳氏囊肿、肉眼可疑癌及湿疣等。确定转化区（TZ）、新鳞柱交界及原始鳞柱交界区，如果转化区不可见，借助宫口扩张器观察宫颈管口，如仍然无法完全暴露新鳞柱交界区，则考虑行宫颈管搔刮术 - 生理盐水试验：用生理盐水擦拭及清洁宫颈及阴道，擦拭后的宫颈上皮柔润、有光泽，可在正常光线和绿色滤镜（15× 放大）下进行观察，拍摄图片并储存 - 动态观察醋酸染色试验，确定活检部位及准确活检：用 5% 醋酸溶液覆在宫颈表面、阴道穹隆及阴道壁，充分作用 60 秒后观察宫颈上皮及阴道黏膜的变化。重点观察部位是宫颈转化区及新鳞柱交界区，重点观察内容是宫颈上皮及血管的改变，同时确定转化区的类型，病灶大小、位置、面积、程度以及同转化区的关系 - 碘染色试验：用 Lugol 碘液充分涂抹宫颈表面、阴道穹隆及阴道壁上 1/3 段，观察宫颈及阴道上皮碘着色程度、不着色区的大小及位置等 - 综合分析醋酸染色试验和碘染色试验图像特点，确定活检部位：根据阴道镜下异常图像的特征、细胞学检测结果、HPV 检测结果及患者主诉综合考量，确定是否进行活检以及活检部位，如果需要活检，须做好患者知情同意。准确取材，将所取标本分别放入装有甲醛溶液的玻璃小瓶中固定，并做好姓名和取材部位的标记 - 活检完毕后做好宫颈创面的处理：用消毒过的棉球压迫止血，必要时也可以在创面涂抹止血药物止血 - 书写并打印阴道镜检查报告单：整个检查过程中对宫颈及阴道内的异常情况拍摄图片并储存，选取具有代表性的图片并书写阴道镜检查报告单 - 报告单要点包括：①对阴道镜检查进行总体性评价；②阴道镜检查是否充分，新鳞柱交界区是否完全可见 / 部分可见 / 不可见及转化区的类型，详细描述病灶的部位、面积、累及的象限以及同转化区的关系等；③阴道镜下诊断；④阴道镜检查术后注意事项 - 将所取标本贴好标签，详细填写病理申请单送检 - 阴道镜检查后做好跟患者的沟通：解释阴道镜检查所见，并告知活检或者宫颈管搔刮可能的意义，提出下一步诊治意见 - 告知阴道镜检查后注意事项：①禁止性生活 2 周，2 周后阴道无明显出血及分泌物后可同房，建议用避孕套避孕；②如果出现阴道活动性出血、下腹痛、阴道脓性分泌物或者发热，请及时回院就诊；③ 1 周后来院取病理检查结果并复诊 • 注意事项 - 宫颈活检部位的选择：活检首选每个象限异常最明显的区域，活检部位要靠近鳞柱交界区，一般取 2 ～ 4 点活检 - 掌握宫颈管搔刮的指征：凡是考虑宫颈管内有可疑病变的情况都应该行宫颈管取样，一般搔刮应当深入宫颈管内至少 1.5 cm，不应过深或者过浅 - 阴道镜检查报告书写应严格遵循 2011 年国际宫颈病理与阴道镜联合会（IFCPC）阴道镜术语

续表

检查项目	质控要点
宫腔镜检查	• 按照规范严格掌握适应证和禁忌证 – 适应证：①育龄期及绝经前后妇女的异常子宫出血；②可疑宫腔异物的诊断和定位，包括迷失的宫内节育器（定位和试行取出）、胎儿骨片和（或）骨化的妊娠物、纱布或吸引管头；③ B 超、子宫输卵管碘油造影（HSG）或诊断性刮宫手术检查提示宫腔异常或可疑异常者，如子宫黏膜下肌瘤、内膜息肉和子宫内膜癌等；④原因不明的不孕症和（或）反复自然流产的宫内因素探查；⑤宫腔粘连、子宫畸形、宫腔内占位病变、输卵管间质部堵塞；⑥宫颈管癌和子宫内膜癌的早期诊断；⑦宫腔内手术后的随访；⑧评估药物对子宫内膜的影响 – 禁忌证：①术前体温达 37.5℃以上者，暂缓手术；②急性或亚急性生殖道感染；③活动性子宫出血，少量出血或特殊指征者除外；④有近期子宫穿孔史或子宫修补史；⑤宫颈过度狭小或宫颈过硬，难以扩张者；⑥生殖道结核，未经正规抗结核治疗者；⑦已明确诊断为宫颈癌者；⑧患有严重内科疾病，难以耐受膨宫及宫内操作者；⑨欲继续妊娠者；⑩血液病无后续治疗措施者 • 操作关键环节：①排空膨宫管内气泡方可进入宫腔；②术前查清子宫方位和大小；③进入宫颈内口困难或宫腔粘连严重者，或者既往有子宫穿孔病史者，可在超声引导下进入宫腔；④需在宫腔镜直视下进出宫腔，尤其应注意观察宫颈管病变；⑤怀疑黏膜下肌瘤或 3 型子宫肌瘤时，应降低宫腔压力，从更好地评估病变情况；⑥宫腔镜镜头避免接触宫腔以外部位，避免引发感染 • 采图：按照顺序留取宫颈管、宫腔前后壁、双侧宫角及输卵管开口，以及宫腔病变图像 • 诊断：参照宫腔镜学图谱的镜下所见和患者病史等综合诊断；对于子宫畸形、黏膜下肌瘤等，需要结合影像学检查结果进行诊断。定期回顾宫腔镜诊断和病理诊断的一致性 • 注意事项：对于正常宫腔所见，尤其是绝经妇女，可不取材送检。对于一般病变，可吸宫或随机刮取内膜送检。对于明显的局灶病变，应镜下活检或定位取材送检。对于可疑侵犯肌层的病变，必要时可电切病灶送检。应标注取材位置，分部位留取标本及送检，若有特殊病理学检查要求，需注明（免疫组化指标等）
后穹隆穿刺	• 怀疑腹腔内出血时进行，协助评估病情及决定是否需要急诊手术 • 抽出不凝血提示腹腔内出血，但未抽出不凝血，不能排除腹腔内出血的存在 • 内出血量多、休克症状明显者，可直接选择腹腔穿刺
实验室检查（妊娠相关及内分泌检查）	• 动态血尿人绒毛膜促性腺素（HCG）检测：排查妊娠相关疾病。①尿妊娠试验出结果快，为急诊情况下首选。但应尽量完善血 HCG 检测结果，动态监测。②如尿妊娠试验结果为阴性，不能完全排除妊娠。对于高度可疑异位妊娠者，尽快完善血 HCG 检查。③血 HCG 检查结果正常，不能排除陈旧性异位妊娠 • 妇科内分泌检查：根据检查目的决定检查的项目和时间。①了解卵巢功能：建议月经期第 2 ～ 4 天空腹抽血。②了解黄体功能：建议月经第 20 天后空腹检查。③怀疑高泌乳素血症：注意上午空腹抽血

续表

检查项目	质控要点
影像学检查（妇科B超/CT/MRI）	• 有条件的地区，盆腔超声检查应作为普查项目之一 • 妇科超声检查是诊断妊娠、异位妊娠、盆腔病变、宫腔内病变、子宫附件区异常病变，以及确定子宫内节育器位置的重要手段 • 有性生活的妇女可选择经阴道的盆腔超声检查，否认性生活的患者应进行腹部或经直肠的盆腔超声检查，对结果进行相应的解释和指导 • 有关妊娠诊断：①如果知道明确的受孕时间（如促排卵治疗、胚胎移植），应至少在受孕后 24 天，超声能够检测到妊娠囊。若仍未检测到，则提示异位妊娠可能性大。②若无法明确受孕时间，则需要结合血 HCG 综合判断。③输卵管妊娠超声表现：子宫腔内未见妊娠囊，也可出现假妊娠囊（单环状无回声，即宫腔积液）。附件区可见环状或混合性回声，有时可见妊娠囊、胚芽，盆腔可见液性暗区 • 常规非妊娠检查的妇科 B 超检查时间最好选择月经干净后 3 ～ 7 天 • 若发现盆腔肿瘤，可考虑进一步行盆腔 CT、MRI 检查 • 盆腔 B 超检查提示子宫内膜异常者可行宫腔镜检查、子宫内膜诊断性刮宫手术和病理检查 • 晚期恶性肿瘤检查项目需补充血常规、肿瘤标志物、胸部 X 线或胸部 CT 检查等

4．分类指导要点

（1）综合临床检查和辅助检查结果，提出初步医学诊断，主要包括：未见异常、可疑或异常、疾病。详细填写筛查个案登记表，及时反馈检查结果。

（2）根据不同检查结果的医学意见，进行分类指导。对筛查结果未见异常者，要提出定期接受妇科常见疾病筛查及采取预防措施的建议；对筛查发现可疑或异常者，应提出进一步诊治的医学建议，并进行追踪随访或转诊；对筛查发现疾病并已明确诊断者，应提出治疗或转诊建议。

（3）无论检查结果如何，都应继续为所有的筛查对象提供健康教育，宣传妇科常见疾病防病知识及健康行为。

5．治疗质控要点

妇科常见疾病的治疗要遵循治疗原则，治疗方案要考虑年龄和生育要求。涉及盆腔的手术要注意卵巢及生育力的保护。妇科手术中注意预防泌尿系统器官损伤。妇科常见疾病治疗质控要点见表 5-7。

（二）宫颈癌防治质量管理

宫颈癌防治质量管理体现在宫颈癌防治的各个环节，关键环节包括病史采集和宣教，盆腔检查及人乳头瘤病毒（HPV）标本、宫颈细胞采集，实验室及辅助检查（HPV 检测、宫颈癌细胞学检查、阴道镜检查、宫颈组织病理检查），检查结果反馈，检查异常者随访与转诊，宫颈癌前病变和宫颈癌的治疗与随访等环节，质控要点见表 5-8。

表5-7　妇科常见疾病治疗质控要点

病种	关键环节及质控要点
生殖道感染/性传播疾病	• 生殖道感染的治疗应遵循及时、足量、足疗程、规范用药的原则；根据病情采用个性化的治疗方案；治疗期间应禁止性生活；治疗后复查及随访；在使用可能会影响妊娠的药物前，应做好知情同意，谨慎用药，治疗后对此类患者指导备孕。需要夫妻双方治疗的性传播疾病，要求夫妻双方共同参与治疗 • 急性感染期建议禁止性生活，局部症状如外阴瘙痒、灼痛、性交痛、出血等症状不缓解，或发展到发热、腹痛等全身症状时及时就医，查找病原体并采取针对性药物治疗 • 对于怀疑性传播疾病患者，应直接进行相应的病原学检查；对于确诊性传播疾病患者，应及时上报感染科，并转诊到相应的科室（性病防治门诊）进一步行规范性治疗 • 给予心理疏导，建议患者性伴侣检查并同治，告知保护性性行为可降低发病率 • 阴道具有自净功能，不建议自行用保健品或者冲洗液冲洗。可在医师指导下进行药物冲洗
异常子宫出血	• 明确诊断后行病因治疗 • 根据诊疗规范，并注意诊断性刮宫手术报告，给予规范治疗，以防再次出血 • 强调去除高危因素，如肥胖、抽烟、不良生活习惯等，鼓励戒烟、运动、控制饮食等建立良好的生活方式 • 使用激素药物治疗前排除相关禁忌证 • 强调综合管理，包括心理、生活方式、代谢及内分泌的综合个性化管理
异位妊娠	• 明确妊娠部位，是否宫内妊娠、异位妊娠（输卵管妊娠、卵巢妊娠、宫角妊娠、腹腔妊娠等）及特殊部位妊娠（如宫颈妊娠、残角子宫妊娠等） • 完善基本血常规及凝血、感染指标、血 HCG 及孕酮、生化指标等检测 • 结合患者病情及辅助检查结果，采取个体化治疗方案（期待治疗，药物治疗，腹腔镜手术治疗、剖腹探查等）
盆底功能障碍	• 非手术治疗：推荐患者减轻体重，行盆底肌训练。建议行为训练改善排尿、排便习惯，改善便秘；对于妊娠、老年和身体虚弱，有手术禁忌证及不愿意接受手术的患者，建议使用子宫托，需定期随访。坚持盆底肌训练。有雌激素治疗指征的可使用雌激素治疗，注意排除禁忌证，评估相对禁忌证 • 手术治疗：术前指导患者进行盆底肌训练，严格把握手术指征；重视盆腔缺陷的评估，采用相应的手术治疗 • 术后康复指导：建议患者术后 3 个月内避免性生活、提重物和（或）增加腹压的活动；保持大便通畅，避免便秘和长期咳嗽等；坚持盆底肌训练
妇科肿瘤	严格掌握手术指征和禁忌证，术前注重人文关怀，给予心理指导，减少患者焦虑和紧张情绪；术后进行心理康复，预防下肢静脉血栓

注：HCG，人绒毛膜促性腺素。

表5-8　宫颈癌检查与治疗关键环节质控要点

关键环节	质控要点
病史采集和宣教	• 评估高危因素：宫颈上皮内瘤变（CIN）和宫颈癌与人乳头瘤病毒（HPV）感染、多个性伴侣、早年分娩、多产、吸烟、性生活过早、性传播疾病、经济状况低下、免疫抑制相关 • 病史采集包括：初次性生活年龄、实际年龄、是否存在接触性出血、性伴侣及其接触史、人类免疫缺陷病毒（HIV）感染史、既往是否做过宫颈癌筛查［HPV 和液基薄层细胞检测（TCT）］、既往 HPV 感染型别、阴道镜检查情况、是否做过宫颈治疗及具体情况 • 子宫良性疾病已行子宫全切的妇女不再列入宫颈细胞学筛查范围；CIN2 及以上病变的子宫全切妇女推荐每 3 年行细胞学筛查，并持续筛查 20 年 • 追踪患者既往筛查结果，尽量避免重复筛查及漏查 • 告知 HPV 可在感染后 8 ～ 10 个月消失，10% ～ 15% 的 35 岁以上妇女呈持续感染状态。人可反复感染 HPV，也可感染多种类型的 HPV • 符合条件者建议适时接种 HPV 疫苗。告知治疗生殖道感染、增强免疫力、屏障避孕法有一定保护作用
盆腔检查	• 检查前向受检者解释盆腔检查内容，告知宫颈癌细胞检查、HPV 检查的目的，何时、以何种形式获得检查结果以及检查结果异常时需要进一步复诊 • 注意检查宫颈是否光滑，有无赘生物，有无接触性出血，阴道壁是否有浸润 • 检查后告知受检者盆腔检查结果是否正常，如有异常，告知受检者如何预约进一步检查或治疗的时间
实验室和辅助检查	• HPV 检测取样质控关键环节见表 5-6 • 宫颈细胞学检查取样质控关键环节见表 5-6。宫颈细胞学制片按照要求进行室内、室间质控。用于宫颈癌联合筛查，或 HPV 阳性者的进一步宫颈细胞学分流检查。如果宫颈细胞学检查异常，需要做阴道镜检查 • 阴道镜检查质控关键环节见表 5-6 • 宫颈管搔刮适应证：①细胞学检查结果异常、阴道镜检查不满意或阴道镜检查结果正常者；②细胞学检查结果为非典型腺细胞（AGC），或怀疑宫颈管内膜原位腺癌者；③临床检查怀疑宫颈管内膜病变者；④细胞学检查结果异常、宫颈活检为 CIN Ⅰ，拟施宫颈物理治疗前 • 宫颈组织活检适应证：①阴道镜检查结果异常；②细胞学检查结果为非典型鳞状细胞（ASC-H）、宫颈鳞状上皮病变（HSIL）、AGC，即使阴道镜检查未发现异常；③绝经期后妇女：阴道镜检查多数不充分，阴道镜检查与活检需转诊至经验丰富的医生处理，并放宽诊断性宫颈锥切术的指征 • 诊断性宫颈锥切术指征：①细胞学检查结果高度异常，阴道镜下未见异常或高级别病变，但病理结果不能除外高级别病变时；②宫颈细胞学检查以及阴道镜下图像高度可疑浸润癌时；③细胞学检查 AGC 倾向瘤变、原位腺癌者；④宫颈活检病理提示宫颈原位腺癌（AIS）时
检查结果反馈	• 综合临床检查和辅助检查结果，提出初步医学诊断，主要包括：未见异常、可疑或异常、疾病。详细填写筛查个案登记表，按相关要求及时反馈检查结果 • 根据不同检查结果的医学意见，进行分类指导。对筛查结果未见异常者，要提出定期接受妇科常见疾病筛查及采取预防措施的建议；对筛查发现可疑或异常者，应提出进一步诊治的医学建议，并进行追踪随访或转诊；对筛查发现疾病并已明确诊断者，应提出治疗或转诊建议 • 无论检查结果如何，都应继续为所有的筛查对象提供健康教育。宣传妇科常见疾病防病知识及健康行为

续表

关键环节	质控要点
检查异常者随访与转诊	• 随访对象为所有筛查结果可疑或异常者。随访目的是了解疾病的诊治情况，督促筛查对象落实进一步检查、治疗的医学建议。筛查机构要建立随访对象登记，详细记录联系方式、筛查结果、随访情况和结局等。随访可采取门诊、电话以及利用微信、QQ 等新媒体的方式，并按相关要求在规定时间内完成随访 • 转诊对象指本机构不能完成基本妇科常见疾病筛查项目，或不能提供进一步检查、诊断及处理的可疑或异常者，以及初步诊断为疾病者。转出机构应提供转诊病例的相关病情资料，填写转诊单。接诊机构应进行进一步的诊断和治疗，做好记录，并将诊断和治疗结果反馈至转出机构。由第三方检测机构提供医疗服务的，需按照合同流程要求进行标本转运、检测和结果反馈，并应对第三方检测机构定期进行质量控制检查
宫颈癌前病变及宫颈癌的治疗与随访	• 充分告知患者治疗的必要性，并签署知情同意书 • 所有进行治疗的患者，术前必须进行阴道镜评估 • 所有治疗必须有完整记录 • 病理组织学确诊后必须在 4 ～ 8 周内完成治疗，推迟治疗者应进行注明 • 治疗引起的出血需采取再次止血治疗的比例应低于 5%，因治疗所导致的严重并发症的比例应小于 2% • CIN Ⅰ暂按炎症处理，每 3 ～ 6 个月随访一次，做宫颈细胞刮片，必要时再次活检，病变持续不变者，可继续治疗和观察 • CIN Ⅱ可行宫颈锥形切除术或 LEEP 治疗，亦可选用冷冻、激光、微波、电烙等物理治疗。术后每 3 ～ 6 个月随访一次 • CIN Ⅲ应行手术治疗。治疗性宫颈锥形切除术适用于年轻、希望保留生育功能者。全子宫切除术适用于老年及无生育要求的妇女 • CIN Ⅰ—Ⅱ经治疗后，应每间隔 3 ～ 6 个月做一次宫颈细胞涂片及阴道镜检查，随访稳定 1 年后，每年检查一次 • CIN Ⅲ经治疗后，第 1 ～ 2 年应每间隔 3 个月做一次宫颈细胞涂片及阴道镜检查，第 3 ～ 4 年每 6 个月随访一次 • 宫颈癌应根据分期进行相应的治疗，包括手术治疗、放疗、化疗或多种治疗方法组合。治疗后要密切随访，评估疗效

注：LEEP，高频电波刀环形电圈切除术。

五、支持服务对象自我管理

广泛宣传和动员，鼓励服务对象参与妇科常见疾病防治。

1．加强对目标人群的健康教育，提高目标人群自我保护的知识水平和技能。

2．规范健康教育活动，制订和完善健康教育计划，开展形式多样的健康教育，如组织专家讲座、开展同伴教育活动、提供面对面的个性化咨询，以及政府和非政府部门倡导的大众媒体传播。努力提高健康教育的效果，动员更多的妇女参与“两癌”的早期筛查。

3．提高依从性，普及预防保健知识，促进家庭支持治疗、夫妻双方治疗等。

六、医疗保健诊疗信息管理

建立和完善妇科服务质量管理档案，各种记录应及时、完整、准确、规范，资料定期归档整理等，实施电子化管理。建立妇科服务质量与安全管理监测指标，常规监测，定期分析，发现问题及时干预。妇科主要服务质量与安全管理监测指标见表 5-9。

表5-9　妇科服务质量与安全管理监测指标

指标名称	计算公式	数据来源	监测频率
转诊人次		转诊登记	月
转介人次		转介登记	月
服务对象满意率（%）	对服务满意人数 / 调查服务对象人数 ×100%	满意度调查	月
宫颈癌治疗所致严重并发症发生率（%）	发生严重并发症例数 / 宫颈癌患者接受治疗例数 ×100%		月
盆腔手术后盆腔邻近脏器损伤率（%）	满足分母纳入与排除标准、任何其他诊断 ICD-10 编码为盆腔邻近脏器损伤的出院患者 / 同期有 ICD-9-CM-3 手术与操作编码、入院类型记录为择期手术的所有出院患者 ×100%	电子病历	月
阴道镜检查诊断高度病变与活检组织病理结果符合率（%）	阴道镜检查结果为高度病变的女性中，阴道镜活检组织病理结果为 CIN Ⅱ 及以上病变的人数 / 同期阴道镜检查结果为高度病变的人数	HIS 信息系统 / 质控记录	月
重度卵巢过度刺激综合征例数		病案首页	月
异位妊娠单病种管理	按照单病种管理内容，记录关键环节处理合格例数	电子病历	月
宫颈癌单病种管理	按照单病种管理内容，记录关键环节处理合格例数	电子病历	月
子宫肌瘤单病种管理	按照单病种管理内容，记录关键环节处理合格例数	电子病历	月

七、案例分析

（一）生殖道感染合并性传播疾病

1．病情介绍

王女士，20 岁，因“阴道分泌物增多 1 年”就诊，患者母亲陪诊。患者自述 18 岁开始有性生活，多为无保护性行为。行妇科检查提示阴道分泌物黏稠、量多，宫颈充血，见脓性分泌物。行白带常规、衣原体及支原体检查提示衣原体阳性。告知患者及家属此为性传播疾病，建议患者性伴侣同时检查；同时予药物治疗，交代治疗期间禁止性生活。患者母亲听后责怪患者败坏家风。

1 个月后王女士单独复诊，诉其前任男友有梅毒病史（6 个月前分手）。此次就诊是因为其现任男友检查出梅毒及淋病，医生嘱咐其现任男友让王女士前去就诊，进行相关检查，故来院就诊。

2．缺陷分析

本案例的诊治过程存在多处缺陷：

（1）患者为年轻女性，病情较敏感，家属陪同就诊容易引起误会及争吵，但就诊期间未让家属回避。

（2）对于可疑生殖道感染的年轻患者，未详细询问本人及性伴侣病史，如有无多个性伴侣及性伴侣感染史。

（3）检查结果提示衣原体感染，未建议患者行淋病、梅毒及人类免疫缺陷病毒（HIV）检查。

（4）对于衣原体感染的患者，未充分告知病情及复诊时间。

3．改进措施

（1）对于生殖道感染疾病患者，就诊期间应注意沟通技巧，可委婉、巧妙地嘱其家属在诊室外候诊，再进行详细的病史询问，避免患者及家属之间不必要的误会。结合本病例，应重点询问有无多个性伴侣及性伴侣感染史等。

（2）了解病史后，专科医生应结合体格检查，开出全面的检验检查单，避免漏诊；若患者对某些检验检查有疑问，应详细解释原因。

（3）专科医生在解读检查结果时，必须认真仔细，必要时进行其他相关检查；同时应详细告知病情、治疗方法及复诊时间。对于有生育要求的患者，应给予孕前指导。

（二）异位妊娠误诊

1．病情介绍

李某某，27 岁，因“停经 40 天，阴道流血 3 天，下腹痛 4 小时”入院。末次月经（LMP）为 2017 年 8 月 7 日，平时月经不规则，9 月 15 日自查尿 HCG 阳性，3 天前开始有少许阴道流血。外院就诊考虑先兆流产予安胎治疗（外院就诊，血压不详）。4 小时前无明显诱因出现下腹疼痛，呈持续性，伴有肛门坠胀感，稍有缓解。外院检查提示宫内未见孕囊，左侧附件区见混合性回声团 33 mm × 25 mm，子宫后方低回声团 68 mm × 37 mm，性质待查。既往史无特殊。入院时血压 90/60 mmHg。入院后完善妇科超声、胸片等检查，行腹腔镜探查，提示左侧输卵管峡部妊娠破裂，输卵管破口活动性渗血。盆腔积血 1000 ml。术后予扩容补液及纠正贫血治疗。恢复良好出院。

2．缺陷分析

（1）患者第一次就诊时没有详细询问月经史，未做规范妇科检查。

（2）患者第一次就诊时阴道有少量流血，未明确诊断而盲目行安胎治疗，不符合诊疗常规。

（3）患者第二次就诊时，已有停经、阴道流血及腹痛，并且第一次就诊时超声检查已经提示盆腔大量积液，不排除腹腔内大出血，不应再重复行超声检查、胸片检查等，而应立即安排开腹探查，快速止血。

3．改进措施

（1）孕前保健宣教时，应进行良好的孕前、孕期检查指导，督促患者按时、及时检查，避免发生严重急腹症。孕期发现可疑情况（例如可疑异位妊娠或其他异常检验结果）需患者进一步检查时，若患者拒绝，应完善病历并完善患者签字。

（2）当判断患者可疑异位妊娠腹腔内大出血时，即使患者生命体征暂时平稳，也不能排除其处于休克代偿期，应判断患者病情的轻重缓急，立即开通抢救绿色通道以快速止血。

（3）对妊娠患者进行安胎前，需明确患者是否为宫内妊娠。

附录

附录5-1　宫腔镜检查术知情同意书

患者姓名：	性别：	年龄：	床号：	门诊号/住院号：
入院日期/预约宫腔镜检查日期：				
临床诊断：				

患者 / 家属：

因治疗需要，将给您（您的家属）行宫腔镜检查手术。现将检查术中和检查术后可能发生的情况向您说明。

宫腔镜是一种较安全、副作用较少的检查（手术），但仍有少数患者可能发生危险、并发症和意外情况：

1．气栓、气腹、阔韧带气肿、心律不齐和类似人工流产综合征症状（恶心、呕吐、心慌、胸闷、出冷汗等）。

2．液体膨宫介质可能会引起过敏与类过敏反应、低钠血症、肺水肿、脑水肿、心力衰竭。

3．术中可能发生子宫穿孔（既往有子宫手术、宫腔粘连者）、宫颈撕裂、输卵管破裂、肠穿孔等情况。

4．因扩宫困难，宫腔严重粘连等并发症均有可能导致手术失败。

5．有些病种可能需多次手术。

6．检查后根据具体病情，需再继续治疗或住院行宫腔镜电切术。

7．在检查中若宫腔发现异常病情需行诊断性刮宫手术，必要时送病理检查以便于确诊。

8．在检查中若发现宫腔粘连，术中尽量予手术分离，必要时放置节育器尽量避免再次粘连，放置的节育器有可能会嵌顿、异位并被粘连带包埋。

我院医务人员在目前医学发展水平内，会尽心尽责做好本职工作，做好手术和抢救准备，尽量避免您（您的家属）出现不良反应。如您（您的家属）体质不佳或既往有其他疾病（如心、脑、肺、肾、肝疾病，血栓病史，血液病，精神病等），请及时告知我们医务人员，以便我们尽早发现问题并尽快处理，以减轻您（您的家属）的身体损害。

对于上述可能出现的并发症，医护人员将予全力预防和治疗，请仔细阅读、了解上述内容后签字。

告知医生签名 ____________ 签名日期：____ 年 ____ 月 ____ 日 ____ 时 ____ 分

对上述内容，作为患者和（或）家属，我（们）已详细了解知情并理解，经慎重考虑同意 / 不同意接受该项规范的操作，愿意承担操作所带来的相关风险和支付所需费用，愿意听从并积极配合医护人员在医疗上的管理和安排，并授权医生在此实施过程中遇有紧急情况时，为了保障患者的生命安全对其实施必要的救治措施。今签字为证。

患者 / 家属签名 _________ 家属与患者关系 _______ 签名日期：____ 年 ____ 月 ____ 日 ____ 时 ___ 分

参考文献

[1] 谢幸，孔北华，段涛．妇产科学［M］．9 版．北京：人民卫生出版社，2018．

[2] 金曦，罗荣．妇幼保健质量与安全管理——孕产期保健［M］．北京：人民卫生出版社，2015．

[3] 王临虹，魏丽惠．妇科常见病筛查技术指南［M］．北京：人民卫生出版社，2013：91-93

[4] 魏丽惠，吴久玲．子宫颈癌检查质量保障及质量控制指南［M］．北京：人民卫生出版社，2015：62-67．
[5] 中国疾病预防控制中心性病控制中心．梅毒、淋病、生殖器疱疹、生殖道沙眼衣原体感染诊疗指南（2014）［J］．中华皮肤科杂志，2014，47（5）：365-372．
[6] American College of Obstetricians and Gynecologists．Cervical cancer screening and prevention［J］．Obstet Gynecol．2016，127（1）：1-20．
[7] Centers for Disease Control and Prevention．Sexually transmitted disease treatment guildlines［J］．MMWR Recomm Rep．2015，64（RR-03）：1-90．
[8] 曹泽毅．中华妇产科学［M］．3 版．北京：人民卫生出版社，2014．
[9] Berek JS．Berek & Novak's Gynecology．15th ed．USA：Lippincott Williams & Wilkins，2011．
[10] 李继俊．妇产科内分泌治疗学［M］．3 版．北京：人民军医出版社，2014．
[11] 赵晓苗，倪仁敏，黄佳，等．改良 Ferriman-Gallwey 评分系统用于广东省育龄期汉族妇女体毛评价的分析［J］．中华妇产科杂志，2013，48（6）：427-431．
[12] 中华医学会妇产科学分会妇科内分泌学组．异常子宫出血诊断与治疗指南［J］．中华妇产科杂志，2014，49（11）：74-79．
[13] 中华医学会妇产科学分会内分泌学组．闭经诊断与治疗指南（试行）［J］．柳州医学，2012，46（3）：712-716．
[14] 中华医学会妇产科学分会绝经学组．早发性卵巢功能不全的激素补充治疗专家共识［J］．中华妇产科杂志，2016，51（12）：881-886．
[15] 陈子江，田秦杰，乔杰，等．早发性卵巢功能不全的临床诊疗中国专家共识［J］．中华妇产科杂志，2017，52（9）：577-581．
[16] 中国医师协会内分泌代谢科医师分会．多囊卵巢综合征诊治内分泌专家共识［J］．中华内分泌代谢杂志，2018，34（1）：1-7．
[17] 中华医学会妇产科学分会子宫内膜异位症协作组．子宫内膜异位症的诊治指南［J］．中华妇产科杂志，2015（3）：161-169．
[18] 中华医学会妇产科学分会产科学组．复发性流产诊治的专家共识［J］．中华妇产科杂志，2016（1）：3-9．
[19] 中国垂体腺瘤协作组．中国垂体催乳素腺瘤诊治共识（2014 版）［J］．中华医学杂志，2014（31）：2406-2411．
[20] 中华医学会妇产科学分会绝经学组．绝经期管理与激素补充治疗临床应用指南（2012 版）［J］．中华妇产科杂志，2013，48（10）：795-799．
[21] 全国卫生产业企业管理协会妇幼健康产业分会生殖内分泌学组．中国子宫内膜增生诊疗共识［J］．生殖医学杂志，2017，26（10）：957-960.

第六章　计划生育服务质量与安全管理

一、组织管理

（一）成立质量管理工作小组

成立科室质量管理工作小组，科主任任组长。小组成员包括科主任、科护士长、门诊手术室主任和护士长，以高级和高年资中级职称人员为主。

（二）质量管理工作小组职责

1．制定计划生育技术服务质量管理方案，明确管理目标和工作任务，并组织实施。

2．定期对科室医务人员开展相关法律法规、工作制度以及诊疗常规 / 规范等技术文件的培训，检查并督促落实。

3．建立计划生育技术服务质量管理指标，定期监测，每月对质量监测指标结果进行分析，及时发现存在的问题，分析原因，制定并落实整改措施。

4．每月召开科室质量分析会议，跟踪问题改进和不良事件处理等。定期组织开展质量管理活动，解决存在的问题，持续改进服务质量。

5．建立科室质量管理手册，按时记录科室质量分析会议、培训、监测指标结果以及质量管理活动等，加强档案管理。

二、医务人员资格认证、能力评估和服务授权

（一）依法执业

1．从事计划生育技术服务的人员应具有国家认可的医学专业学历，医生应取得医师执业资格证及母婴保健技术考核合格证或计划生育技术服务人员合格证，护士应取得护士执业资格证，不超范围执业。执业医师根据国家规定接受住院医师规范化培训。

2．专科人员应经过专业岗前培训，定期接受避孕节育、健康教育和咨询等相关知识及技能培训，考核合格。

（二）资质认证

根据科室岗位设置，对不同岗位的人员应具备的资质提出要求，明确岗位职责，见表6-1。

表6-1 计划生育技术服务主要岗位人员资质与职责

人员	资质	职责
科主任	• 获得副主任医师及以上职称，从事妇产科、妇女保健或外科工作8年以上 • 具备坚实的医学理论和临床技能，熟悉计划生育有关法规、规章和技术规范，有较强的协调组织管理能力 • 具备综合分析、诊断和救治疑难病例的能力，具备管理计划生育高危人群、合并内外科疾病、计划生育急危重症的能力 • 具备主持重大抢救和处理突发事件的能力	• 全面负责计划生育技术服务全过程的质量管理 • 组织制定和完善计划生育专科工作制度、诊疗规范、服务流程及质量监控方案，督促科室医务人员严格执行 • 定时进行科主任查房，指导计划生育急危重症、疑难症的诊治及随诊 • 组织召开科室质量分析会议等，对科室医疗、保健、护理质量进行分析，发现问题，持续改进 • 组织学习并推广本专科新技术、新项目，组织开展计划生育技术的科研、教学及学术交流活动 • 承担本专科相关的公共卫生职责
门诊手术室主任	• 获得副主任医师及以上职称，从事妇产科工作8年以上 • 具备较为坚实的医学理论和临床技能，具备管理计划生育高危人群、疑难危重病例的能力，具备应对和处理抢救危重症患者的能力	• 在科主任的指导下制定门诊手术室工作制度、技术规范、服务流程及质量控制方案，负责对门诊手术室医疗质量进行全面管理 • 组织门诊手术室急危重症的会诊及高度风险手术术前讨论。常规巡视门诊手术患者，发现疑难危重病例时立即组织抢救，同时向科主任汇报 • 每月组织分析计划生育服务质量指标，做好每周门诊手术室质控检查 • 协助科主任开展辖区内计划生育相关培训及技术指导、质量控制
护士长	• 获得主管护师及以上职称，从事本专业工作至少3年 • 具备妇科理论知识及操作技能，能熟练完成护理技术操作 • 具备综合分析、诊断和护理疑难急症患者的能力，能够独立护理计划生育高危人群，具备正确判断各种严重并发症及协助医生抢救急危重症患者的能力	• 全面负责计划生育专科病房及门诊手术室护理质量管理工作 • 制定并落实护理工作制度、规范、流程及质量控制方案 • 常规进行护士长查房，发现疑难危急重症时立即报告医师，参与和协调急危重症抢救和护理 • 参与科室质量讨论会，每月组织分析计划生育技术服务护理质量指标并主持护理质量讨论会
医师	• 获得医师执业证书，从事妇产科工作满3年 • 具有妇女保健、妇产科或外科等专业知识技能，掌握计划生育手术流程及方法 • 具备手术并发症预防、识别和处理的能力，以及健康教育和咨询等技能	• 在科主任领导下开展日常诊疗工作，严格执行各项工作制度、诊疗规范、服务流程 • 参与疑难危重病例的抢救及突发事件的处理 • 协助组织并参与疑难危重病例的会诊和病例讨论、出院及死亡病例总结讨论 • 负责科室质量指标的监测、分析等，协助科主任做好各种资料收集、整理、分析及上报工作
计划生育咨询服务人员	• 获得主治医师或护师或以上职称，从事计划生育技术服务工作满5年 • 具有妇产科专业知识，具有计划生育相关服务及操作技能或护理能力 • 熟悉计划生育有关法规、规章和技术规范，具有良好的咨询沟通技巧	• 为服务对象提供避孕方法咨询、建议，对实施计划生育手术及避孕者进行随访，并协助开展辖区计划生育健康教育 • 负责避孕药具的管理和发放，并进行避孕药具发放登记及避孕药具使用情况随访 • 定期进行记录表审核、现场监察、现有数据统计分析，收集妇女咨询后的反馈意见，并将意见反馈给护士长及科主任

（三）能力分级评估

1．根据ICD-9-CM-3（即《国际疾病分类第九版临床修订本手术与操作》）进行专业手术分级，依据手术技术难度、复杂性和风险度，将手术分为四级。

2．计划生育手术根据手术分级原则分级，手术名称、手术分级、手术审批权见表6-2。手术分级名单供参考，各机构可按照国家及本省要求，并结合本机构情况进行调整和细化。

表6-2　计划生育手术分级、手术审批权限表

手术级别	手术名称	ICD编码	手术审批
一级手术	子宫内避孕装置植入术	69.7 01	住院医师签发手术通知单
	去除子宫内避孕装置	97.7101	
	扩张和刮宫术，用于终止妊娠	69.0101	
	抽吸刮宫术，用于终止妊娠	69.5101	
	扩张和刮宫术，分娩后	69.0201	
	扩张和刮宫术，流产后	69.0202	
	抽吸刮宫术，分娩后	69.5202	
	抽吸刮宫术，流产后	69.5203	
	皮下输注泵置入术	86.0601	
	植入式输液港置入术	86.0701	
	皮肤和皮下组织植入物去除术	86.0504	
	皮肤和皮下组织扩张器去除术	86.0502	
	皮下组织灌注器去除术	86.0503	
	抽吸刮宫术，用于其他治疗	69.5901	
二级手术	水囊引产（宫颈球囊引产）	73.1 01	病区主任审批，高年资主治医师及以上职称人员签发手术通知单
	羊膜腔内注射终止妊娠	75.0 01	
	人工破膜引产	73.0101	
	经腹输卵管造口术	66.0201	
	经腹输卵管成形术	66.7901	
	子宫修补术	69.4901	
三级手术	宫腔镜检查术	68.1201	科主任审批，由副主任医师及以上职称人员签发手术通知单
	宫颈妊娠清除术，经宫腔镜	74.3 10	
	扩张和刮宫术，经宫腔镜	69.0904	
	子宫角妊娠清除术，经宫腔镜	68.2906	
四级手术	子宫瘢痕妊娠清除术，经宫腔镜	68.2912	医务处审批，由科主任及主任医师签发手术通知单
	子宫切开取环术，经宫腔镜	68.0 06	
	子宫切开取环术，经腹腔镜	68.0 04	

（四）服务授权

根据医院的资质授权规定以及医生的资质及能力，授予相应的手术权限（详见“第五章　妇科质量安全管理”表 5-4）。每年由医院主管部门对已经取得相应合格证书的服务人员进行技术能力及医疗质量评价。针对每一个医生的手术授权应授权到具体的手术名称，而不仅仅是手术级别。

三、医学伦理和知情同意

1．医务人员在疾病诊治过程中，应鼓励患者参与到诊疗计划的制订中。严格履行告知义务，告知病情、诊断、医疗措施和医疗风险，提供不同的诊疗方案，尊重患者的知情选择权。

2．施行计划生育手术之前，应进行充分咨询，协助患者选择合适的手术方案；详细告知手术过程中可能发生的风险（近期并发症、远期并发症）等，确保患者知情选择并签署知情同意书（模板见附录 6-1 至附录 6-5）。

3．原则上知情同意书由患者本人签署。如患者为未满 18 岁或无民事行为能力者，由其监护人代签，签字前医务人员须查验监护人相关证件。原则上无监护人或监护人未到手术现场时不得进行计划生育手术。

4．患者正式签署知情同意书前不得进行计划生育手术，特殊情况报医务科处理。

5．注重询问病史的方式、方法及保护患者隐私，男性医生对女性患者诊查时应有女性医务人员或女性家属在场。

四、服务过程质量与安全管理

（一）计划生育服务过程的质量及安全管理

1．健康宣教

健康教育对象应覆盖服务对象及其配偶（伴侣）。健康教育内容主要包括：①与妊娠有关的生理、心理知识。②避孕节育科学知识，常用避孕方法及其特点和优缺点。③人工流产对女性健康和生育能力造成的影响及危害。④高危人工流产的概念、危害及影响因素。⑤澄清避孕方面的误区。⑥计划妊娠的重要性、基本方法及孕前准备知识。

2．常用计划生育技术服务质量管理

（1）规范使用避孕药物：常用避孕药物是指甾体激素避孕药，包括复方口服避孕药（短效和长效）、避孕针、探亲避孕药、孕激素紧急避孕药，目前探亲避孕药已趋于淘汰。应严格掌握避孕药物的适应证、禁忌证以及使用方法，做好用药前的检查及咨询，及时处理药物不良反应。质控要点见表 6-3 和表 6-4。

表6-3　甾体激素避孕方法适应证和禁忌证

	雌孕激素复方方法	**单纯孕激素方法**
常用方法	短效口服避孕药 长效口服避孕药 复方避孕针 避孕贴剂 阴道避孕环	皮埋剂 单纯孕激素避孕针 孕激素紧急避孕药 探亲避孕药（53 号除外）
适应证	要求节育的健康育龄妇女，无甾体激素避孕药禁忌证者，均可使用	同左侧雌孕激素复方避孕药
绝对禁忌证	1．母乳喂养产妇：产后＜ 6 周 2．产后未哺乳且合并其他 VTE 风险因素的妇女：产后＜ 21 天（WHO 4 级） 3．吸烟：年龄≥ 35 岁且每天吸烟≥ 15 根 4．冠状动脉疾病多风险因素，如老龄、吸烟、糖尿病、高血压（WHO 3 级或 4 级）。高血压：收缩压≥ 160 mmHg 或舒张压＞ 100 mmHg 或伴血管疾病 5．DVT 或 PE：DVT 或 PE 病史，急性 DVT 或 PE，DVT 或 PE 并且已经抗凝治疗，长期制动的大手术 6．已知与血栓形成相关的突变，如：凝血因子Ⅴ Leiden 突变，凝血酶原突变，蛋白 S、蛋白 C、抗凝血酶缺陷 7．缺血性心脏病病史或目前正在患病 8．卒中（脑血管意外病史） 9．复杂性瓣膜性心脏病：肺动脉高压，心房颤动风险，亚急性细菌性心内膜炎病史 10．抗磷脂抗体阳性或原因不明的 SLE 11．持续的无先兆偏头痛，且年龄≥ 35 岁；有先兆的偏头痛 12．目前患乳腺癌 13．糖尿病合并肾、视网膜或神经病变（WHO 3 级或 4 级），糖尿病合并其他血管病变（WHO 3 级或 4 级），糖尿病病史＞ 20 年（WHO 3 级或 4 级） 14．初发的病毒性肝炎急性期或发作期，重度肝硬化（失代偿性），肝细胞腺瘤或肝细胞癌	同左侧雌孕激素复方避孕药第 2—14 点
相对禁忌证	1．母乳喂养产妇：产后≥ 6 周且＜ 6 个月 2．产后未哺乳且未合并其他 VTE 风险因素的妇女：产后＜ 21 天。产后未哺乳且合并其他 VTE 风险因素的妇女：产后≥ 21 天且≤ 42 天［WHO 2 级（酌情使用）或 3 级（慎用）］ 3．吸烟：年龄≥ 35 岁且每天吸烟＜ 15 根 4．高血压病史且不能评估血压（包括妊娠期高血压）；充分控制的高血压且血压可被评估，血压 140 ～ 159/90 ～ 99 mmHg；已确诊的高脂血症（WHO 2 级或 3 级） 5．持续的无先兆偏头痛，且年龄＜ 35 岁；初发的无先兆偏头痛，且年龄≥ 35 岁 6．乳腺癌病史，近 5 年未发病 7．有症状且正在治疗的胆囊疾病，正在发病的、有症状的胆囊疾病，使用 COC 后相关的胆囊炎病史	同左侧雌孕激素复方避孕药第 2—7 点

续表

	雌孕激素复方方法	单纯孕激素方法
需要就诊的严重情况	严重头痛、黄疸、视物模糊、胸痛	

注：① 1 mmHg=0.133 kPa；COC，复方口服避孕药；VTE，静脉血栓栓塞；DVT，深静脉血栓形成；PE，肺栓塞；SLE，系统性红斑狼疮

②表中 WHO 分级见参考文献［16］。1 级：任何情况可以使用，该项避孕方法无应用限制。2 级：通常可以使用此方法，用该措施益处通常大于风险（理论上 / 已证实）。3 级：采用此法风险大于益处（理论上 / 已证实）。4 级：采用该避孕方法会带来不可接受的避孕风险。

表6-4　不同甾体激素避孕方法使用质控要点

避孕方法	质控要点
短效口服避孕药	1．告知用药者可能的不良反应，确保其权衡风险及需求后知情选择 2．使用前应测量血压、体重，行乳房检查、妇科检查等，必要时进行宫颈细胞学等相关检查 3．服药妇女建议定期进行随访或健康体检，有相对禁忌证者应加强随访 4．出现不良反应者及时停药并就诊 5．服药妇女中吸烟者应戒烟 6．需下肢制动 1 周以上者，建议停药，并改用其他方法避孕，恢复活动 2 周后可重新服药 7．月经周期的第 1 天或第 5 天服药，每天 1 片，连续服用 21 天，停药 3 ～ 7 天月经来潮，开始服用下一周期；若停药 7 天月经未来潮，也开始服用下一周期。建议每天在相对固定的时间规律服用，以保证避孕效果。 8．漏服的补救措施如下： （1）如漏服 1 片且未超过 12 小时，应立即再补服 1 片 （2）如漏服超过 12 小时或漏服 2 片及以上时，剩余药片为 7 片及以上时，除补服 1 片外，补服后需要采用避孕套等屏障避孕法最少 7 天，或采用紧急避孕方法。若剩余药片不足 7 片，可常规服用完本周期
长效口服避孕药	1．同短效口服避孕药第 1 ～ 6 点 2．月经来潮第 5 天服 1 片，20 天后再服 1 片。以后每个周期，每月只服 1 片。服药一次可避孕 1 个月 3．长效口服避孕药激素含量大，副作用较多，不建议常规使用
复方避孕针	1．同短效口服避孕药第 1-6 点 2．适用于口服避孕药有胃肠道反应者 3．为保证避孕效果，第一针必须在月经周期前 5 天内（尚未出现优势卵泡）注射，并且于注射第 1 周内采用其他避孕方法，避免意外妊娠发生 4．使用中定期检查，若出现乳腺肿块，立即停药 5．抽取药液时应摇匀并抽尽。首次注射后应该观察 15 分钟以上，无不适方能离开，以防过敏。若过敏，应停药 6．首次于月经周期第 5 天、第 12 天各肌内注射 1 支，以后在每次月经周期第 10 ～ 12 天肌内注射 1 支，可避孕 1 个月 7．复方制剂激素用量大、不良反应大，建议少用
避孕贴剂	1．同短效口服避孕药第 1 ～ 6 点 2．每周 1 片（贴），连用 3 周，停用 1 周，每月共用 3 片（贴）
阴道避孕环	1．同短效口服避孕药第 1 ～ 6 点 2．甲地孕酮硅胶环一次性放置，避孕 1 年，经期不需要取出。依托孕烯炔雌醇阴道避孕环在月经周期第 1 天放置，3 周后取出，停用 1 周后再放下一个环

续表

避孕方法	质控要点
皮埋剂	1．同复方避孕针第 1 ~ 5 点 2．在月经周期开始 7 天内均可以放置，埋入左上臂内侧皮下，2 根型和 6 根型皮埋剂呈扇形放置 3．为单孕激素制剂，主要不良反应为点滴出血，若流血时间长且不能耐受，可给予雌激素治疗
单纯孕激素避孕针	1．同复方避孕针第 1 ~ 5 点 2．单孕激素制剂对乳汁影响小，适用于哺乳期妇女 3．醋酸甲羟孕酮避孕针每隔 3 个月肌内注射一针，庚炔诺酮避孕针每隔 2 个月肌内注射一次
孕激素紧急避孕药	1．无保护性生活 72 小时内服用 1 片，12 小时后重复 1 片。服药两小时呕吐者，尽快补服一次。服药后本周期内，如果再有性生活，需严格避孕 2．应尽早使用，以达到好的避孕效果。按规定及剂量服药，多服不提高紧急避孕有效率，只会增加不良反应发生率及严重程度 3．避孕失败要警惕异位妊娠，宫内妊娠可知情选择继续妊娠 4．紧急避孕药不能作为常规避孕方法 5．与其他药物（如苯巴比妥、利福平、卡马西平、大环内酯类抗生素等）同时用药，可能影响避孕效果
探亲避孕药（除外 53 号）	探亲避孕药的剂量大，现已经很少使用

（2）规范使用外用避孕工具及外用避孕药：外用避孕工具包括阴道使用的药具、避孕套等。应注意规范使用外用避孕工具，使用要点详见表 6-5。

表6-5 外用避孕药具的使用要点

种类	使用要点
外用避孕药（避孕栓剂、避孕药膜、避孕胶冻、避孕片剂、杀精剂）	1．每次性交前都需使用。必须按制剂的说明时间使用 2．片剂、栓剂和薄膜置入阴道后，需要等待 5 ~ 10 分钟，待药物溶解后生效才能性交。置入 30 分钟未性交需再次放置 3．绝经过渡期妇女阴道分泌物少，不易溶解，最好选用胶冻剂或是凝胶剂
男用避孕套	1．选择新的、确保质量的避孕套，注意包装盒上的有效日期，选择合适型号 2．小心拆开包装取出避孕套，注意不要用牙咬，防止剪刀或指甲撕破、划破避孕套，分清正反面，将翻卷的一面朝外 3．使用前应排去小囊内空气 4．每次性交时均应全程使用，不能反复使用 5．射精后在阴茎尚未软缩时即捏住套口和阴茎取出 6．正确使用方能保证较高的避孕效率，同时能防止传播性疾病 7．如发现避孕套滑脱在阴道或是破裂，应及时采取补救措施 8．油脂类润滑剂与乳胶避孕套同用会降低避孕套强度 9．乳胶过敏者不宜使用 10．正确使用避孕套，避孕效率高达 95%，但若使用失误，失败率高达 20% 以上
女用避孕套	1．放置时内环上缘置于耻骨上方，进入阴道 6 ~ 9 cm，外环覆盖在外阴。可自行放置或配偶放置。配偶放置时类似于男用避孕套的使用 2．每次性交均需使用 3．性交时外环移动是正常现象，如外环进入阴道，应停止性交重新放置；性交中如感觉到内环存在，可能是未将内环放置于阴道深处

（3）计划生育手术质控要点：常用计划生育手术种类有宫内节育器（IUD）放置、宫内节育器取出、皮下埋植剂放置、皮下埋植剂取出、输卵管结扎术、输卵管复通术、输精管结扎术、输精管复通术等。实施以上计划生育手术时应严格掌握手术的适应证及禁忌证，关注可能发生的并发症，质控要点见表 6-6 至表 6-13。

表6-6 宫内节育器放置手术适应证、禁忌证、并发症及质控要点

项目	内　容
适应证	1．育龄妇女自愿要求放置宫内节育器（IUD）且无禁忌证者 2．用于要求紧急避孕并愿意继续以 IUD 避孕且无禁忌证者
禁忌证	1．绝对禁忌证 （1）妊娠或可疑妊娠 （2）生殖器官炎症 （3）3 个月内有频发月经、月经过多或不规则阴道出血者（含孕激素的宫内节育器除外） （4）生殖器畸形 （5）宫颈内口过松、宫颈重度裂伤或子宫脱垂Ⅱ度以上者 （6）生殖器肿瘤 （7）子宫深度＜ 5.5 cm 或＞ 9.0 cm（固定式宫内节育器除外） （8）各种较严重的全身急、慢性疾病 （9）铜过敏者，不放置带铜节育器 （10）阴道分娩时或剖宫产时胎盘娩出后存在潜在感染或出血可能者 （11）人工流产后子宫收缩不良、出血多，有妊娠组织残留或感染可能者 2．相对禁忌证 （1）产后 42 天，如恶露未净或会阴伤口未愈，应暂缓放置 （2）葡萄胎史未满 2 年者 （3）有严重痛经 （4）生殖器肿瘤 （5）中度贫血 （6）有异位妊娠史
可能出现的并发症	1．月经异常 2．疼痛 3．阴道分泌物增多 4．过敏 5．宫内节育器异常，如异位、变形、断裂、脱落、部分残留及尾丝消失等
质控要点	1．操作时需先使用探针探测宫腔深度 2．需使用放置器将节育器推送至宫腔，并抵达子宫底部 3．距宫口 2cm 处剪断尾丝 4．术后第一次月经后随访，3、6 和 12 个月各随访 1 次，无异常每年随访 1 次，注意 IUD 的建议使用年限

表6-7 宫内节育器取出手术适应证、禁忌证、并发症及质控要点

项目	内 容
适应证	1．因各种疾病、不良反应或并发症须取出 2．带器妊娠 3．改换避孕措施 4．计划妊娠或无须继续避孕 5．到期需更换避孕方法或闭经、绝经者 6．绝经过渡期 1 年之内
禁忌证	1．生殖器官炎症，需经治疗后再取 2．各种严重的全身性疾病，或各种疾患的急性阶段
可能出现的并发症	1．子宫穿孔 2．术时出血 3．心脑综合征 4．术后感染 5．宫内节育器异常，如异位、变形、断裂、脱落、部分残留及尾丝消失等
质控要点	1．术前需进行超声或 X 线检查以确定 IUD 的位置 2．有尾丝者予血管钳夹出尾丝 3．无尾丝者按宫腔操作程序予取环钩或取环钳取出 4．术后两周禁止性交及盆浴，需要继续避孕者，尽快采取高效避孕措施

表6-8 皮下埋植剂放置手术适应证、禁忌证、并发症及质控要点

项目	内 容
适应证	1．要求长期避孕者 2．反复 IUD 脱落或带器妊娠史者 3．生殖器官畸形 4．服用含有雌激素避孕药有禁忌证者，以及服用口服避孕药难以坚持者
禁忌证	1．已知或可疑妊娠 2．活动性血栓栓塞性疾病 3．现有或曾患有严重肝病，肝功能异常 4．患有孕激素依赖型肿瘤 5．不明原因阴道出血 6．对植入剂过敏
可能出现的并发症	1．局部伤口反应 2．孕激素相关不良反应，如体重增加、胃肠道不适、乳房轻微胀痛、不规则阴道出血等
质控要点	1．放置时一般选择左上臂内侧 2．术中若发现皮下出血，术毕局部应用绷带加压包扎，压迫止血 3．健康教育：术后预防感染 3 ～ 5 天；禁性生活 24 小时；休息 2 日；应避免术侧上肢过度运动；保持伤口干燥 1 周；伤口局部肿痛、轻度淤血，不需要特殊处理 4．随访：术后 1 个月随访，以后每年随访 1 次。出现妊娠、血栓性疾病、淤血、肿胀严重等特殊情况时停用

表6-9 皮下埋植剂取出手术适应证、禁忌证、并发症及质控要点

项目	内容
适应证	1．使用期已满 2．计划妊娠 3．改换避孕措施 4．不需要继续避孕 5．因不良反应要求取出 6．避孕失败 7．患有其他疾病不宜继续使用
禁忌证	1．患病急性期（因皮下埋植剂引起的严重不良反应例外），应待治愈或病情稳定后再取出 2．埋植部位皮肤感染时，控制感染后再取出；如因埋植剂引起感染，应在抗感染的同时立即取出
可能出现的并发症	1．出血 2．感染 3．埋植剂断裂残留
质控要点	1．取出时一般要夹住胶囊（棒）末端，避免断裂，造成取出困难 2．取出困难时，可行第二切口或 6 ～ 8 周后再行取出术 3．全部取出后清点皮下埋植剂根数，核对每根长度，并记录埋植剂的外观和有无缺损 4．非因症取出，如要求继续使用该方法避孕，可在取出的同时埋植一组新的埋植剂 5．健康教育：告知患者术后休息两天，避免上肢过度用力，保持伤口干燥 1 周。术后指导避孕 6．随访：随访 1 次，了解月经情况

表6-10 输卵管结扎术适应证、禁忌证、并发症及质控要点

项目	内容
适应证	1．夫妇双方同意，无手术禁忌证 2．患严重全身疾病不宜生育
禁忌证	1．各种疾病急性期，或腹部皮肤有感染 2．全身虚弱，不能承受手术 3．24 小时内，体温两次在 37.5℃以上 4．严重的神经官能症
可能出现的并发症	1．出血或血肿 2．感染 3．损伤（膀胱、肠管等） 4．结扎失败 5．复通 6．异物残留 7．盆腔静脉淤血综合征
质控要点	1．寻找输卵管是关键，可选择卵圆钳取管法、指板取管法或吊钩取管法寻找输卵管 2．找到输卵管伞端方能证实为输卵管 3．术中需同时了解卵巢有无异常 4．术后建议休息 21 天，鼓励手后尽早下床活动，两周内禁性交，不宜进行体力劳动或剧烈运动 5．术后 1 个月随访

表6-11 输卵管复通术适应证、禁忌证、并发症及质控要点

项目	内容
适应证	1．身体健康，无手术禁忌证 2．男方精液正常
禁忌证	1．有感染情况 2．全身虚弱，不能承受手术 3．结核性输卵管炎，双侧输卵管多处堵塞，卵巢功能衰竭 4．男方不育
可能出现的并发症	1．出血或血肿 2．感染 3．损伤 4．吻合失败 5．异位妊娠
质控要点	1．宜在腹腔镜下或显微镜下进行 2．术后尽早翻身，24 小时后可下床活动；休息 3 周 3．术后 3 ~ 7 天如在月经周期前半期，可行经阴道输卵管通液术，留置输卵管支架管者取出支架管同时行通液术 4．术后 6 个月之内未妊娠者可再次行通液术或子宫输卵管碘油造影等相关输卵管通畅检查

表6-12 输精管结扎术适应证、禁忌证、并发症及质控要点

项目	内容
适应证	1．夫妇双方同意，无手术禁忌证 2．患严重全身疾病不宜生育
禁忌证	1．有凝血障碍或出血倾向 2．有生殖道急、慢性炎症
可能出现的并发症	1．出血或血肿 2．感染 3．痛性结节 4．附睾淤积症
质控要点	1．严格掌握手术适应证和禁忌证 2．严格遵守无菌操作 3．切开精索内筋膜及输精管外膜后必须妥善固定输精管，勿使滑脱 4．手术操作要仔细、轻柔，减少组织损伤或出血，仔细止血 5．输精管剥离及切除的长度要适当，结扎时勿带入其他组织 6．结扎线的松紧、粗细要适度，少留线头，以利于减少局部组织反应及发生粘连 7．健康教育：建议步行或乘车出行，避免骑车；注意休息，不要过度活动，术后休息 7 ~ 14 天。保持伤口清洁干燥，防止感染；可用丁字带或手巾兜起阴囊 1 周左右以减少坠痛；两周内避免性生活。术后 3 ~ 6 个月内排精 20 次以上，或行精液检查示无精子，才停用其他避孕方法 8．随访：术后 4 ~ 5 天复诊，拆除缝线

表6-13 输精管复通术适应证、禁忌证、并发症及质控要点

项目	内容
适应证	1．输精管绝育术后因特殊原因需再生育 2．绝育术后附睾淤积症经非手术治疗无效 3．绝育术后因精神因素所致的性功能障碍经多方治疗无效，且无手术禁忌证 4．外伤或手术意外损伤输精管 5．输精管阻塞性无精子症
禁忌证	1．全身健康状况不良，不能耐受手术 2．手术局部或生殖系统炎症未治愈
可能出现的并发症	1．出血或血肿 2．感染 3．损伤 4．复通失败
质控要点	1．分离输精管时，不宜分离过长或过短，过长有碍输精管血运，过短则受张力影响不利于愈合（可强调用直视钳穿法） 2．分离输精管时应避免损伤睾丸动脉 3．支架线插入输精管后，应及时用丝线缝合固定在皮肤上，以免术中不慎再被拉出 4．术后 24 小时拔除橡皮引流条 5．健康教育：术后可用丁字带将阴囊托起，防止坠痛；伤口保持干燥清洁，避免感染；术后休息 3 周；局部有肿胀、淤血、感染等异常情况时，应随时就诊 6．随访：术后 5 ～ 7 天拆线，术后 7 ～ 9 天拔除输精管内支撑物。之后定期随访，行精液检查

（4）终止妊娠手术质控要点：选择正确的避孕方法，做好避孕工作，避免或减少意外妊娠是计划生育的真正目的。作为避孕失败导致意外妊娠后的补救措施，需要选择采用人工方法终止妊娠。终止早期妊娠的方法包括人工流产和药物流产，终止中期妊娠的方法有水囊引产、依沙吖啶引产等方法。应严格掌握手术的适应证及禁忌证，关注可能发生的并发症，做好流产后保健（表 6-14 和表 6-15）。

3．避孕节育措施的选择

（1）避孕咨询指导

1）进行一对一咨询。有针对性地为服务对象提供避孕节育相关知识和咨询指导，包括介绍常见避孕方法种类、基本原理、适应证和禁忌证，对服务对象提出的问题予以解答，指导服务对象在充分知情的基础上对期望采用的避孕措施自主作出选择。对于有生育计划的服务对象，提供计划妊娠知识和相应的咨询指导。

2）指导服务对象进行避孕。首先应该充分了解服务对象的年龄、婚姻状况、生育状况、是否在哺乳、是否需要再生育等，并询问既往避孕史及避孕失败的原因、身体健康状况、是否有特殊病史等情况以及对避孕的需求。确定其希望推迟生育，还是间隔生育，还是长期或永久避孕，从而帮助服务对象寻找最为适宜的避孕方法。生育年龄各期避孕方法的选择见表 6-16。

表6-14　终止妊娠手术质控要点

手术名称	适应证	禁忌证	质控要点
负压吸引术	• 妊娠10周以内自愿要求终止妊娠且无禁忌证 • 因某种疾病（包括遗传性疾病）不宜继续妊娠	• 各种疾病的急性期 • 生殖器炎症、性传播疾病等，未经治疗 • 全身健康状况不良，无法耐受手术 • 术前两次（间隔4小时）测量体温超过37.5℃以上，应暂缓手术	• 操作时需先用探针探测宫腔深度 • 扩张宫颈至比吸头大半号或一号的扩宫棒 • 按孕周及宫腔大小予负压，顺时针吸宫腔1～2圈，小号刮匙轻刮宫底及两侧宫角 • 术后应检查吸出物有无绒毛
妊娠药物流产	• 年龄18～40岁健康妇女自愿要求使用药物终止妊娠 • 停经16周以内，确诊为宫内孕 • 不宜行手术流产的高危妊娠病例 • 对手术流产有顾虑或恐惧心理	• 有使用米非司酮的禁忌证 • 有使用前列腺素药物的禁忌证 • 带器妊娠、异位妊娠 • 其他	• 根据血液检查、超声及停经月份确定药物流产指征 • 服用米索前列醇的前后1小时需禁食 • 严密观察出血及不良反应的发生，必要时急诊刮宫 • 孕10周以下有并发症及孕10周以上者需住院
依沙吖啶引产	• 妊娠14～27周要求终止妊娠且无禁忌证 • 因某种疾病（包括遗传性疾病）不宜继续妊娠 • 产前诊断建议终止妊娠	• 全身健康状况无法耐受手术，肝肾功能不全者 • 各种疾病的急性期，或血液系统疾病 • 对依沙吖啶过敏者	• 穿刺回抽见羊水后再将依沙吖啶缓慢注入羊膜腔，并再次回抽羊水以确定在宫腔内 • 拔针要快，并以纱布压迫穿刺点
水囊引产	• 妊娠13～27周要求终止妊娠 • 因某种疾病不宜继续妊娠	• 生殖器炎症，瘢痕子宫 • 妊娠期阴道反复出血，可疑胎盘位置异常或早剥，严重高血压、心脏病或血液病 • 各种疾病急性期，当天体温37.5℃以上者	• 置入水囊时需钳夹水囊顶端以慢慢送入宫腔 • 注入生理盐水300～500 ml以制作水囊 • 扎紧水囊的尿管尾端，放入阴道深部

表6-15 终止妊娠手术并发症及流产后保健要点

手术名称	并发症	流产后保健
负压吸引术	1．出血，感染 2．子宫穿孔，羊水栓塞，人工流产综合反应 3．漏吸、空吸或吸宫 4．远期并发症	1．术前健康教育和一对一咨询，指导术前选定人工流产后适合采用的高效避孕方法 2．定期随访，强化健康教育，特别是加强青少年、高危人群流产后的避孕知识普及以及手术相关并发症的知识普及 （1）近期随访：流产后1个月，了解流产后身体及月经的恢复情况，评估避孕方法使用情况，解答疑问，必要时补充避孕药具，并提供后续获取服务的途径 （2）中、远期随访：流产后3个月、6个月和12个月，分别了解避孕方法使用情况及依从性，以及是否有再次意外妊娠现象，必要时给予再次咨询
妊娠药物流产	1．药物流产不全 2．出血，感染	
依沙吖啶引产	1．全身反应：发热 2．阴道出血，感染 3．血色素尿 4．引产失败	
水囊引产	1．阴道出血，感染 2．引产失败	

表6-16 生育年龄各期避孕方法的选择

时期	原则	首选方法	备选方法	不适宜方法
新婚期	使用方便，不影响生育	复方短效口服避孕药	避孕套、避孕栓、薄膜	安全期避孕、体外射精及长效避孕药
哺乳期	不影响乳汁质量及婴儿健康	避孕套	皮下埋植剂、宫内节育器	雌孕激素复合避孕药、避孕针、安全期避孕
生育后期	长效、可逆、安全可靠，减少非意愿妊娠	宫内节育器、皮下埋植剂、复方口服避孕药、避孕针、避孕套	绝育术	对某种避孕方法属禁忌证，则不适宜使用此法
绝经过渡期	以外用器具避孕为主	避孕套、宫内节育器	避孕栓、凝胶剂	避孕药膜、复方口服避孕药、安全期避孕

4．常见并发症的处理

计划生育手术常见近期并发症有出血、感染、损伤等，远期并发症有不孕不育、宫腔粘连等。手术并发症处置要点见表6-17。

表6-17　计划生育手术常见并发症处置要点

并发症	处置要点
出血	1．迅速清除宫腔内容物 2．促进子宫收缩：按摩子宫，使用缩宫素、前列腺素制剂等 3．查找及对症处理出血相关原因，如子宫穿孔、宫颈裂伤、凝血机制障碍等 4．大出血时开放静脉通道，配血及备血，动态监测血流动力学和凝血功能的改变，进入抢救程序 5．应用抗生素预防感染 6．加强营养，纠正贫血
感染	1．取半卧位利于恶露排出，并使炎症局限于盆腔最下部 2．抗感染治疗，采用广谱抗生素或联合用药，根据细菌培养及药敏试验选择敏感的抗生素。 3．若合并流产不全，在控制感染的同时尽早清除宫内残留的感染组织 4．必要时在B超引导下穿刺引流或切开引流 5．控制不满意或继发弥散性血管内凝血（DIC），应考虑切除感染灶（子宫）
损伤	1．单纯性子宫穿孔可采用保守治疗，给予缩宫素及抗生素 2．复杂性子宫损伤应尽早进行腹腔镜或开腹探查手术
宫腔粘连	1．根据粘连的程度和部位制定详细的治疗方案，目的是改善症状和生殖功能 2．处理原则：分离粘连，预防感染及再次粘连，促进内膜修复

五、医疗保健诊疗与信息管理

按照科室质量与安全管理要求，建立计划生育技术服务质量监测指标，开展监测，定期分析，发现问题，及时采取干预措施，使服务质量持续改进。监测指标见表6-18。对子宫穿孔、人工流产综合征、避孕失败、重复流产、药具不良反应的病例，每一例都要进行分析。

表6-18　计划生育技术服务质量与安全监测指标

指标项目	计算公式	数据来源	监测频率
子宫穿孔率（%）	子宫穿孔例数 / 同期院内手术总例数 ×100%	HIS 系统	月
术后感染率（%）	术后感染例数 / 同期院内手术总例数 ×100%	HIS 系统	周
人工流产综合征发生率（%）	人工流产综合征例数 / 同期院内行人工流产手术总例数 ×100%	HIS 系统	月
某种方法避孕失败率（%）	避孕失败例数 / 同期使用该方法避孕人数 ×100%	HIS 系统	月
重复流产率（%）	半年之内重复流产人数 / 同期进行人工流产手术人数 ×100%	HIS 系统	月
不良反应发生率（%）	不良反应的例数 / 同期使用避孕药具避孕的人数 ×100%	不良事件登记	月
转诊人次		转诊登记	月
转介人次		转介登记	月
服务对象满意率（%）	对服务满意人数 / 调查服务对象人数 ×100%	满意度调查	月

注：HIS 系统即医院信息系统。

六、案例分析

（一）人工流产手术致子宫穿孔

1．病例介绍

2014 年 8 月 4 日，患者因“剖宫产后 6+ 月，宫内早孕”要求行早孕人工流产来门诊就诊。完善相关检查：血常规、凝血常规、输血前四项（乙肝表面抗原、丙肝抗体、艾滋病抗体、梅毒抗体）、白带、心电图、B 超。B 超提示：宫内妊娠 40+ 天，孕囊位于子宫前壁，孕囊下缘距剖宫产瘢痕约 0.5 cm。其余检查未见异常。于 8 月 7 上午在门诊手术室行静脉全麻下人工流产术。低年资医师行人工流产术，术中探及宫腔深 9+ cm，吸取组织约 10 g 后再次探查宫深超过 10 cm，立即停止手术并报告高年资手术医师。上级医师行妇科检查，后位子宫，子宫前壁近切口处“无底”感。B 超提示：肌层欠连续，盆腔内有液体，未见明显组织嵌顿。报告科主任，持续心电监护监测患者生命体征变化。立即予以缩宫素促子宫收缩及抗感染等对症支持治疗，并检查清除物，可见完整绒毛。患者麻醉清醒后，自诉无明显下腹疼痛。腹软，无明显压痛及反跳痛。转入留观室继续观察。

2．缺陷分析

（1）剖宫产后的早孕人工流产且孕囊近切口处，手术难度大、风险高，应由经验丰富、操作熟练的高年资医师进行手术操作。

（2）宫腔镜或者术中全程 B 超监测可大大减少术后妊娠组织残留及降低子宫穿孔的风险。

（3）术前应进行仔细的妇科检查以了解子宫位置。

3．改进措施

针对上述 3 个关键点分别运用头脑风暴法、鱼骨图及问题树分析法确定发生该案例的根本原因，并设计改善措施：

（1）重新修订人工流产、清宫等宫腔内手术的操作流程。

（2）规定所有患者术前均需进行手术安全评估，严格按照手术分级及手术授权安排相应的医师及护士进行手术及术中、术后观察。

（3）高危患者术前应报告科室主任，必要时进行全科术前讨论，评估手术风险，制定相应的手术方案。

（4）加强与麻醉室、超声科的合作。

（5）熟练掌握子宫穿孔的诊疗流程。

（二）咨询指导选择正确避孕方式

1．病例介绍

2014 年 10 月，患者张某，33 岁，要求进行避孕咨询。患者体型偏胖，体重指数 27 kg/m^2，面部有痤疮，腰腹部脂肪堆积。平时月经周期不规则，5 天 /37 ～ 50 天，量中等，有原发性痛经，程度轻，能忍受。G5P2，顺产 2 次，人工流产 3 次，末次妊娠 2014 年 5 月。平时采用体外射精、紧急避孕药、安全期避孕。既往曾行上环术，但上环后出现痛经加剧，月经期延长至 12 天，故于 2010 年取环，取环后症状好转。因为丈夫拒绝使用避孕套避孕，先后因为避孕失败人工流产 3 次，因而张某与丈夫性生活稀少。患者自 2014 年开始加用紧急避孕药避孕，但使用紧急避孕药后出现异常阴道流血。

门诊就诊时医生建议患者使用短效避孕药，但患者因为曾经在使用避孕药调经过程中自觉体重增长明显，对使用激素类药物存在疑虑及抵触。门诊医生建议患者于避孕咨询室进行详细咨询。避孕咨询医生经过询问病史和详细的评估，仍然建议患者首选服用避孕药避孕。针对患者疑虑及抵触，进行详细的宣教及心理疏导，强调避孕药并不会使服药者发胖，体重增加是个别现象，其最主要的原因是生活方式及缺乏运动，同时为患者制定了营养方案及体重管理方案，打消患者对服用避孕药导致肥胖的心理恐惧。张某通过使用药物及体重管理方案，半年后复诊，体态、皮肤、性生活质量等状况改善，夫妻关系更加和谐。

2．经验总结

就诊时患者对避孕方法的选择较为盲目，尤其是对避孕药具使用不当或不敢用，谈激素色变。应加强社会宣教，使广大育龄妇女全面了解避孕药具的相关信息（包括适应证、禁忌证、副作用、并发症等），从而做出适宜选择。

对患者进行避孕指导和咨询，使患者充分了解各种避孕节育方法的相关信息，帮助患者走出认知误区，打消顾虑。对于依从性较差的患者，应耐心与患者沟通，充分了解患者的病史、顾虑和需求，提供有针对性的干预建议，帮助其做出正确的选择，提高患者的依从性，改善结局。

另外，医务人员要熟悉计划生育的有关政策和了解现有避孕方法的种类、基本原理、适应证和禁忌证，了解避孕药具供应发放渠道。这样方能帮助患者分析自身情况与避孕方法之间的匹配关系，从而寻找对于自身最为适宜的避孕方法。

附录

附录6-1　人工流产或清宫手术知情同意书

患者姓名：	性别：	年龄：	床号：	门诊号/住院号：
手术日期：				
临床诊断：				

患者需要进行 ____________________ 手术，手术可能具有以下风险：

1．手术过程中可能出现的并发症

（1）出血、出血性休克。可能需要输血或使用血液制品，导致费用增加及输血相关风险。

（2）子宫、宫颈损伤及其他脏器损伤，如子宫穿孔。

（3）水中毒（TURP）综合征，严重水、电解质、酸碱失衡或紊乱，危及生命。

（4）羊水栓塞。

（5）弥散性血管内凝血。

（6）过敏、过敏性休克。

（7）心脑综合征。

（8）出现困难情况，有终止手术或住院、转院可能。

2．手术后可能发生的并发症

（1）术后可导致宫颈、宫腔粘连，术后出现腹痛、月经经量减少甚至闭经。

（2）术后出现盆腹腔感染、感染性休克。

（3）术中清宫不全，有妊娠物残留，术后有需要再次或多次清宫的可能。

（4）术后子宫收缩欠佳，局部出血或积血再次形成包块。

（5）不孕。

3．其他不可预料的情况

对于上述可能出现的并发症或意外，医护人员将依据规范进行预防和治疗，请在仔细阅读、了解上述内容后签字。

谈话医生签名：___________ 签名时间：____ 年 ____ 月 ____ 日 ____ 时 ____ 分

对上述内容，作为患者和（或）家属，我（们）已详细了解知情并理解，经慎重考虑同意 / 不同意接受该项规范的操作，愿意承担操作所带来的相关风险和支付所需费用，愿意听从并积极配合医护人员在医疗上的管理和安排，并授权医师在此实施过程中遇有紧急情况时，为了保障患者的生命安全对其实施必要的救治措施。今签字为证。

患者签名：_________　签名时间：____ 年 ____ 月 ____ 日 ____ 时 ____ 分

被委托人签名：______ 与患者关系：_______ 签名时间：____ 年 ____ 月 ____ 日 ____ 时 ____ 分

附录6-2　放/取宫内节育器手术知情同意书

患者姓名：	性别：	年龄：	床号：	门诊号/住院号：
手术日期：				
临床诊断：				

患者需要进行 ____________________ 手术，手术可能具有以下风险：

1．手术过程中可能出现的并发症

（1）出血、出血性休克。可能需要输血或使用血液制品，导致费用增加及输血相关风险。

（2）子宫、宫颈损伤及其他脏器损伤，如子宫穿孔。

（3）过敏、过敏性休克。

（4）心脑综合征。

（5）出现困难情况，有终止手术或住院、转院可能。

2．手术后可能发生的并发症

（1）术后可导致宫颈、宫腔粘连，术后出现腹痛、月经经量减少甚至闭经。

（2）术后出现盆腹腔感染、感染性休克。

（3）如放置宫内节育器：节育器嵌顿、异位、移位、脱落及带器妊娠（宫内、宫外）。

（4）如取出宫内节育器：取出失败，宫内节育器断裂、残留。

（5）术后子宫收缩欠佳，局部出血或积血再次形成包块。

3．其他不可预料的情况

对于上述可能出现的并发症或意外，医护人员将依据规范进行预防和治疗，请在仔细阅读、了解上述内容后签字。

谈话医生签名：__________ 签名时间：____ 年 ____ 月 ____ 日 ____ 时 ____ 分

对上述内容，作为患者和（或）家属，我（们）已详细了解知情并理解，经慎重考虑同意 / 不同意接受该项规范的操作，愿意承担操作所带来的相关风险和支付所需费用，愿意听从并积极配合医护人员在医疗上的管理和安排，并授权医师在此实施过程中遇有紧急情况时，为了保障患者的生命安全对其实施必要的救治措施。今签字为证。

患者签名：__________　签名时间：____ 年 ____ 月 ____ 日 ____ 时 ____ 分

被委托人签名：______ 与患者关系：______ 签名时间：____ 年 ____ 月 ____ 日 ____ 时 ____ 分

附录6-3　中期引产手术知情同意书

患者姓名：　　　　性别：　　　　年龄：　　　　床号：　　　　门诊号/住院号：

手术日期：

临床诊断：

患者需要进行 ____________________ 手术，手术可能具有以下风险：

1．手术过程中可能出现的并发症

（1）出血、出血性休克。可能需要输血或使用血液制品，导致费用增加及输血相关风险。

（2）子宫、宫颈损伤及其他脏器损伤，如先兆子宫破裂、子宫破裂。

（3）过敏、过敏性休克。

（4）引产失败，需改用其他方式引产。

2．手术后可能发生的并发症

（1）术后可导致宫颈、宫腔粘连，术后出现腹痛、月经经量减少甚至闭经。

（2）术后出现盆腹腔感染、感染性休克。

（3）术后子宫收缩欠佳，再次出血。

（4）不孕及宫外孕。

（5）胎盘及胎膜残留。

（6）羊水栓塞。

3．其他不可预料的情况

对于上述可能出现的并发症或意外，医护人员将依据规范进行预防和治疗，请在仔细阅读、了解上述内容后签字。

谈话医生签名：____________ 签名时间：____ 年 ____ 月 ____ 日 ____ 时 ____ 分

对上述内容，作为患者和（或）家属，我（们）已详细了解知情并理解，经慎重考虑同意 / 不同意接受该项规范的操作，愿意承担操作所带来的相关风险和支付所需费用，愿意听从并积极配合医护人员在医疗上的管理和安排，并授权医师在此实施过程中遇有紧急情况时，为了保障患者的生命安全对其实施必要的救治措施。今签字为证。

患者签名：__________ 签名时间：____ 年 ____ 月 ____ 日 ____ 时 ____ 分

被委托人签名：________ 与患者关系：________ 签名时间：____ 年 ____ 月 ____ 日 ____ 时 ____ 分

附录6-4　绝育手术知情同意书

患者姓名：　　　　性别：　　　　年龄：　　　　床号：　　　　门诊号/住院号：

手术日期：

临床诊断：

患者需要进行 ______________________ 手术，手术可能具有以下风险：

1．手术过程中可能出现的并发症

（1）出血、出血性休克。可能需要输血或使用血液制品，导致费用增加及输血相关风险。

（2）子宫、宫颈损伤及其他脏器损伤。

（3）麻醉风险。

（4）若行腹腔镜手术，则可能出现组织间气肿。

（5）手术失败。

2．手术后可能发生的并发症

（1）术后可导致盆腹腔粘连。

（2）术后出现盆腹腔感染、感染性休克。

（3）月经改变。

（4）环或夹脱落。

3．其他不可预料的情况

对于上述可能出现的并发症或意外，医护人员将依据规范进行预防和治疗，请在仔细阅读、了解上述内容后签字。

谈话医生签名：____________ 签名时间：____ 年 ____ 月 ____ 日 ____ 时 ____ 分

对上述内容，作为患者和（或）家属，我（们）已详细了解知情并理解，经慎重考虑同意 / 不同意接受该项规范的操作，愿意承担操作所带来的相关风险和支付所需费用，愿意听从并积极配合医护人员在医疗上的管理和安排，并授权医师在此实施过程中遇有紧急情况时，为了保障患者的生命安全对其实施必要的救治措施。今签字为证。

患者签名：__________ 签名时间：____ 年 ____ 月 ____ 日 ____ 时 ____ 分

被委托人签名：________ 与患者关系：_______ 签名时间：____ 年 ____ 月 ____ 日 ____ 时 ___ 分

附录6-5　皮下埋植避孕剂放置知情同意书

患者姓名：	性别：	年龄：	床号：	门诊号/住院号：
手术日期：				
临床诊断：				

在充分了解使用皮下埋植剂的优缺点及可能的不良反应，权衡个人需求和风险后，我自愿选择皮下埋植剂避孕。现需 ____________________ 手术，手术可能具有以下风险：

1．手术过程中可能出现以下并发症：

（1）伤口出血、感染。

（2）埋植剂脱出。

（3）手术困难、手术失败。

（4）埋植剂游离至其他位置。

2．术后可能出现阴道出血、严重头痛、恶心、呕吐、黄疸、乳房肿块、高血压、视觉障碍等不良反应，请及时就诊。

3．其他不可预料的情况。

对于上述可能出现的并发症及不良反应，医护人员将依据规范进行预防和治疗，请在仔细阅读、了解上述内容后签字。

谈话医生签名：___________ 签名时间：____ 年 ____ 月 ____ 日 ____ 时 ____ 分

对上述内容，作为患者和（或）家属，我（们）已详细了解知情并理解，经慎重考虑同意/不同意接受该项规范的操作，愿意承担操作所带来的相关风险和支付所需费用，愿意听从并积极配合医护人员在医疗上的管理和安排，并授权医师在此实施过程中遇有紧急情况时，为了保障患者的生命安全对其实施必要的救治措施。今签字为证。

患者签名：_________ 签名时间：____ 年 ____ 月 ____ 日 ____ 时 ____ 分

被委托人签名：_____ 与患者关系：______ 签名时间：____ 年 ____ 月 ____ 日 ____ 时 ____ 分

附录6-6　皮下埋植避孕剂取出知情同意书

患者姓名：　　　　性别：　　　　年龄：　　　　床号：　　　　门诊号/住院号：

手术日期：

临床诊断：

由于 ________________ 原因，患者需要取出皮下埋植剂。取出皮下埋植剂的过程中可能出现以下风险：

1．局部出血、感染、肿胀。

2．极少数人有取出困难、皮下埋植剂断裂等现象。

万一发生手术意外，本机构的医务人员会按预定方案提供医疗服务，最大限度保证患者的安全；事后患者有权利按照法律规定的程序主张权利。

请在仔细阅读、了解上述内容后签字。

谈话医生签名：__________ 签名时间：_____年_____月_____日_____时_____分

对上述内容，作为患者和（或）家属，我（们）已详细了解知情并理解，经慎重考虑同意 / 不同意接受该项规范的操作，愿意承担操作所带来的相关风险和支付所需费用，愿意听从并积极配合医护人员在医疗上的管理和安排，并授权医师在此实施过程中遇有紧急情况时，为了保障患者的生命安全对其实施必要的救治措施。今签字为证。

患者签名：_________ 签名时间：____ 年 ____ 月 ____ 日 ____ 时 ____ 分

被委托人签名：_____ 与患者关系：_____ 签名时间：____ 年 ____ 月 ____ 日 ____ 时 ____ 分

参考文献

[1] 中华医学会计划生育学分会．临床诊疗指南与技术操作规范计划生育分册［M］．北京：人民卫生出版社，2017.

[2] 程利南，狄文，丁岩，等．女性避孕方法临床应用的中国专家共识［J］．中华妇产科杂志，2018，53（7）：433-447．

[3] 国家卫生和计划生育委员会．中国卫生和计划生育统计年鉴［M］．北京：中国协和医科大学出版社，2015．

[4] 中华医学会计划生育学分会．人工流产后计划生育服务指南［J］．中华妇产科杂志，2011，46（4）：319-320．DOI：10. 3760/cma. j. issn. 0529-567x. 2011. 04. 024．

[5] WHO．Medical eligibility criteria for contraceptive use，5th edition 2015［EB/OL］．［2018-04-15］．http：//apps．who．int/iris/bitstream/10665/181468/1/9789241549158_eng．pdf．

[6] Department of Reproductive Health，WHO．Selected Practice Recommendation for Contraceptive Use［S］．2016-12-14．

[7] 吴景，吴尚纯．计划生育 / 避孕．中国计划生育杂志，2017，25（7）：502-504．

[8] 吴尚纯，张文，顾向应．人工流产对生殖健康的不利影响［J］．中国计划生育学杂志，2016，24（1）：7-10．

[9] 谢幸，孔北华，段涛，等．妇产科学［M］．9 版．北京：人民卫生出版社，2018：71．

[10] SOGC．Medical abortion．J Obstet Gynaecol Can，2016，28（4）：366-389．

[11] 邹燕，吴尚纯．国际计划生育技术指南简介［J］．中国计划生育学杂志，2012，20（1）：54-57.

[12] 郭丽娜，顾向应．流产后计划生育服务项目管理实用指南（续 4）[J]．国际生殖健康 / 计划生育杂志，2011，30（6）：501-504.

[13] 复方口服避孕药临床应用中国专家共识专家组．复方口服避孕药临床应用中国专家共识［J］．中华妇产科杂志，2015，50（2）：81-92.

[14]《皮下埋置避孕方法临床应用专家共识》编写组．皮下埋置避孕方法临床应用专家共识［J］．中华妇产科杂志，2013，48（6）：476-480.

[15] 方爱华，王益鑫．计划生育技术［M］．3 版．上海：上海科学技术出版社，2012：254.

[16] 金力．合并基础疾病妇女避孕方法的选择——《世界卫生组织避孕方法选用的医学标准》重点解读［J］．国际生殖健康 / 计划生育杂志，2013，32（2）：143-148.

第七章　不孕不育服务质量与安全管理

一、组织管理

（一）成立质量管理工作小组

成立科室质量管理工作小组，科主任任组长。小组成员包括科主任、副主任、护士长以及门诊手术室主任、护士长，以高级职称和高年资中级职称人员为主。

（二）质量管理工作小组职责

1．制定科室年度质量管理方案和工作计划，明确目标和任务，并组织实施。

2．定期修订和完善科室工作制度、岗位职责以及诊疗常规 / 规范等技术文件，对科室人员开展培训，督促落实。

3．建立不孕不育服务质量管理监测指标，开展常规监测，每月对质量管理结果进行分析，及时发现存在的问题，针对问题开展质量管理活动。

4．每月召开科室质量管理会议，追踪质量管理方案的实施、制度落实、指标分析、问题改进、不良事件处理等。

5．建立科室质量管理手册，按时记录科室质量分析会议、培训、监测指标结果以及质量持续改进活动等，加强档案管理。

二、医务人员资格认证、能力评估和服务授权

（一）依法执业

医生应取得医师执业资格证书，护士应取得护士执业证书，不超范围执业。执业医师根据国家规定接受住院医师规范化培训。从事不孕不育服务的医务人员应具有国家认可的医学专业学历，并经过专业岗前培训。

（二）资格认证

根据本专科的岗位设置，对不同岗位的人员应具备的资质提出要求，明确岗位职责，见表 7-1。

表7-1 不孕不育专科主要岗位的人员资质与职责

人员	资质	职责
科主任	• 获得副主任医师及以上职称，从事妇产科或妇女保健工作5年以上 • 具备坚实的医学理论知识和临床技能，熟悉不孕不育有关法规、规章和技术规范 • 具备综合分析、诊治不孕不育疑难危急重症病例的能力，具备沟通协调、跨学科合作能力，能够组织多学科诊疗等 • 具备主持应对和处理重大抢救及突发事件的能力 • 具备一定的行政管理能力	• 全面负责不孕不育诊疗服务全过程的质量管理。 • 组织制定或修订不孕不育专科工作制度、岗位职责、诊疗常规/规范、服务流程及质量控制方案，监督科室医务人员严格执行 • 常规进行主任查房，指导不孕不育急危重症、疑难症诊治及随诊 • 组织召开科室质量分析会议等，对科室医疗、保健、护理质量进行分析，发现问题，持续改进 • 组织学习并推广不孕不育有关新技术、新项目，组织开展不孕不育技术的科研、教学及学术交流活动 • 承担本专科相关的公共卫生职责
护士长	• 获得主管护师及以上职称 • 从事本专业工作3年以上 • 具备妇产科理论知识及操作技能，能够完成护理技术操作 • 具备护理疑难急症病例的能力，能够独立护理不孕不育高危人群，正确判断各种严重并发症 • 具备协助医生抢救急危重症患者的能力	• 全面负责不孕不育专科病房及门诊手术室护理质量管理工作 • 制定并落实护理工作的制度、规范、工作流程及质量控制方案 • 常规进行护士长查房工作，发现疑难危急重症时立即报告医师，参与和协调急危重症抢救和护理 • 参与科室质量讨论会，每周（月）定期组织统计分析不孕不育护理服务质量指标数据，并主持护理质量讨论会
医师	• 获得医师执业证书，从事妇产科工作满3年 • 具有妇产科和不孕不育相关专业知识及操作技能，掌握不孕不育手术流程及方法，至少具备不孕不育相关二级手术能力 • 具备手术并发症预防、识别和处理的能力 • 熟悉不孕不育有关法规、规章和技术规范，具有良好的咨询沟通技巧	• 在科主任领导下开展日常诊疗工作，严格执行各项制度、诊疗常规/规范 • 参与疑难危重病例的抢救及突发事件的处理 • 协助组织并参与疑难危重病例的会诊和病例讨论、出院及死亡病例总结讨论 • 负责科室医疗服务质量指标的监测、分析等，协助科主任做好各种资料收集、整理、分析及上报工作
护士	• 获得护师职称及资格，能够完成护理技术操作 • 能够独立护理高危人群，具有完成危急重症抢救等应急处理能力 • 具有良好的咨询沟通技巧	• 在护士长的指导下负责对管辖组内的护理质量进行全面管理和质控 • 执行病房及门诊手术室工作制度、工作流程及质量监控措施 • 每天定时参加三级查房工作，发现疑难重症或患者病情危急时，及时向护士长汇报 • 提供受孕指导、健康教育、心理辅导和咨询，对实施不孕不育手术及试孕妇女进行随访

（三）分级能力评估

根据ICD-9-CM-3（即《国际疾病分类第九版临床修订本手术与操作》）进行专业手术分级，依据手术技术难度、复杂性和风险度，将手术分为4级。各级手术名称及手术审批权见表7-2。手术分级名单供参考，各机构可按照国家及本省要求，并结合本机构情况进行调整和细化。

表7-2　不孕不育手术分级和手术审批权限表

手术级别	手术名称	手术ICD编码	手术审批
一级手术	输卵管通液术	66.8 01	住院医师签发手术通知单
二级手术	输卵管造口	66.0201	病区主任审批，高年资主治医师及以上职称人员签发手术通知单
	子宫输卵管造影	87.8301	
	子宫腔内粘连松解术	68.2102	
	输卵管吻合术	66.7301	
	输卵管成形术	66.7901	
	输卵管复通术	66.7903	
三级手术	宫腔镜检查术	68.1201	科主任审批，由副主任医师及以上职称人员签发手术通知单
	盆腔粘连松解术，经腹腔镜	54.5102	
	卵巢病损切除术，经腹腔镜	65.2501	
	输卵管造口术，经腹腔镜	66.0202	
	卵巢部分切除术，经腹腔镜	65.2402	
	卵巢楔形切除术，经腹腔镜	65.2401	
	卵巢打孔术，经腹腔镜	65.9901	
	子宫病损切除术，经宫腔镜	68.2905	
	宫颈病损切除术，经宫腔镜	67.3903	
	宫颈病损电灼术，经宫腔镜	67.3203	
	子宫腔内粘连松解术，经宫腔镜	68.2101	
	输卵管插管疏通术，经宫腔镜	66.9603	
	输卵管扩张术，经腹腔镜	66.9602	
	子宫病损切除术，经腹腔镜	68.2902	
	卵巢病损切除术，经腹腔镜	65.2501	
	输卵管复通术，经腹腔镜	66.7904	
	输卵管成形术，经腹腔镜	66.7902	
四级手术	输卵管吻合术，经腹腔镜	66.7302	医务处审批，由科主任及主任医师签发手术通知单

（四）服务授权

根据医院的资质授权规定以及医师的资质及能力，授予相应的手术权限（详见“第五章 妇科质量安全管理”表 5-4）。每年由医院考评小组对已经取得相应手术权限的不孕不育服务人员进行技术能力及医疗质量评价。针对每一个医生的手术授权应授权到具体的手术名称，而不仅仅是手术级别。

三、医学伦理和知情同意

1．医务人员在疾病诊治过程中，应鼓励患者参与到诊疗计划的制订中。严格履行告知义务，告知病情、诊断、医疗措施和医疗风险，提供不同的诊疗方案，尊重患者的知情选择权。注重询问病史的方式方法及保护患者隐私，男性医生对女性患者进行诊查时应有女性医务人员或女性家属在场。

2．不孕不育服务涉及不孕不育手术及指导受孕咨询等，凡需施行不孕不育手术者，在手术之前均应进行充分咨询，知情选择，并应签署知情同意书（常用知情同意书模板见附录 7-1 至附录 7-3）。

四、服务过程质量与安全管理

（一）不孕不育的评估要点

不孕不育的诊断标准：有正常性生活，未避孕 1 年未妊娠者，关注 35 岁以上未避孕半年未孕者。对就诊的不孕不育患者，要进行系统全面的评估，评估要点见表 7-3。

（二）不孕不育的保健要点

1．咨询指导要点

随着年龄的增长，不孕的发生率升高，建议女性在适当年龄完成生育。超重（BMI ≥ 24 kg/m^2）与高雄激素血症、胰岛素抵抗的代谢紊乱密切相关，消瘦（BMI ＜ 18.5 kg/m^2）也可能导致月经紊乱，因此应保持正常体重。注意性生活卫生，减少性传播疾病。减少人工流产等宫腔操作对子宫内膜造成的影响。避免过多摄入咖啡因、吸烟、酗酒、暴饮暴食、服用成瘾性药物、不良生活方式等，注意均衡饮食。减少接触污染的高风险环境，避开有毒有害的不良环境。

给予就诊者精神及心理安慰，宣教受孕知识和易孕期知识，必要时指导性生活以增加受孕概率。改善生活方式，纠正营养不良，尽可能将体重控制到正常范围。确认并尽量纠正可能导致生育失败的危险因素。咨询指导要点详见表 7-4。

表7-3　不孕不育的评估要点

评估项目	评估要点
病史采集	• 月经史（月经初潮年龄、周期特点、月经性状及经量的改变、有无痛经及严重程度） • 不孕年限（有效性生活） • 以往避孕方法、孕产史以及有无并发症 • 有无慢性盆腔痛，有无盆腔炎病史，有无结核病史 • 有无多毛、痤疮、体重改变、溢乳等病史 • 有无手术史（手术过程、适应证和结局） • 有无职业暴露史 • 是否吸烟、饮酒或使用毒品
女方专科检查	• 身高、体重、乳房、甲状腺情况，注意体重指数、腰臀比 • 有无多毛、痤疮、黑棘皮症 • 检查第二性征及内外生殖器发育情况，有无畸形（如无孔处女膜、先天性无阴道、阴道隔、宫颈发育异常等） • 阴道或宫颈分泌物有无异常，子宫大小、形状、位置和活动度 • 附件区有无压痛及肿块，子宫直肠凹陷有无压痛、肿块及结节
男方专科检查	• 一般情况和生殖器官检查，男方一般要进行 2 ～ 3 次精液检查以获得基础数据
辅助检查	• 行盆腔超声评估子宫和卵巢的大体形态，了解有无生殖道肿瘤、生殖道畸形、盆腔肿块及积水等，必要时可行 CT、MRI 检查 • 支原体、衣原体、淋球菌检查 • 抗精子抗体、抗心磷脂抗体及抗子宫内膜抗体检查 • 乙肝 / 丙肝及艾滋病、梅毒检查 • 甲状腺功能检查 • 宫颈癌筛查
特殊检查	• 输卵管通畅试验：子宫输卵管 X 线造影、超声子宫输卵管造影、宫腔镜下插管通液、腹腔镜下亚甲蓝通液、输卵管镜（前两项为首选） • 卵巢储备功能检查：适用于月经异常或 35 岁以上的高龄妇女。包括基础激素水平测定［经期 2 ～ 4 天测卵泡刺激素（FSH）、黄体生成素（LH）、雌二醇（E2）、催乳素（PRL）、睾酮］及抗米勒管激素（AMH）检查，早卵泡期卵巢体积检测及窦卵泡计数，必要时行氯米芬（克罗米芬）兴奋试验 • 疑宫腔内异常或异常流血者需进一步行宫腔镜诊治术，术中了解宫腔内情况，有无宫腔粘连、黏膜下肌瘤、内膜息肉、子宫畸形、子宫内膜炎等与不孕有关的病理情况 • 因其他疾病需行腹腔镜手术者行腹腔镜诊治术 • 原发性闭经、生殖器官发育异常者需行染色体检查，了解有无女性假两性畸形、男性假两性畸形、真两性畸形等染色体异常所致疾病
其他	• 尚未达到不孕诊断标准，有短期不孕史及受孕意愿者，为其提供助孕指导

表7-4　不孕不育咨询指导要点

干预内容	咨询指导要点
知识宣教	• 仔细倾听就诊者的意见，鼓励其独立表达，与其进行友好、和睦、深入的交谈，建立和谐、融洽的医患关系 • 给予就诊者正确的性知识宣教，必要时指导性生活 • 建议夫妇同时就诊，当有难以启齿的隐私时，诸如手淫、遗精或性自慰等所致的自责心理，应该分别与夫妻一方交谈，及时了解和沟通 • 了解就诊者的心理、社会、健康状况及引发患者心理问题的相关因素，加强心理疏导，预防和减轻就诊者的心理问题
饮食干预	• 坚持低热量饮食，调整主要的营养成分、替代饮食等 • 长期限制热量摄入，选择低糖、高纤维饮食 • 减少精神应激，戒烟、戒酒或少酒、少咖啡
行为干预	• 对于合并超重或肥胖者，调整生活方式、减少体脂是基础治疗方案。适量规律的耗能体格锻炼及减少久坐是减重最有效的方法 • 加强对低热量饮食计划和增加运动措施的依从性行为干预，包括对肥胖认知和行为两方面的调整，使就诊者逐步改变易于引起疾病的不良生活习惯（不运动、酗酒、吸烟等）和心理状态（如压力、沮丧和抑郁等）

2．针对女方不孕不育因素的干预质控要点

盆腔因素是不孕症的最主要原因，约占全部不孕因素的35%，包括输卵管、卵巢、子宫异常，以及子宫内膜异位症、先天发育畸形等因素。其中子宫输卵管造影是评估输卵管通畅度最常用的检查方法。

（1）输卵管、卵巢因素导致不孕的干预质控要点：导致不孕的常见输卵管、卵巢因素主要有输卵管近端（间质部和峡部）阻塞等，其干预措施及质控要点见表7-5。

（2）子宫因素（包括子宫发育畸形）导致不孕的干预质控要点：导致不孕的子宫因素主要有宫腔粘连、黏膜下子宫肌瘤、子宫内膜病变等，其干预措施及质控要点详见表7-6。

（3）排卵障碍因素导致不孕的干预质控要点：导致排卵障碍的疾病因素主要包括甲状腺功能异常、多囊卵巢综合征、黄体功能异常、高泌乳素血症等，其干预措施与质控要点见表7-7。

（4）免疫性不孕的干预质控要点：目前缺乏肯定、有效的治疗方法和疗效指标，可考虑采用屏障疗法3～6个月或泼尼松（强的松）、地塞米松1片/天免疫抑制治疗。对于抗磷脂抗体综合征阳性的自身免疫性不孕患者，应在明确诊断后，采用小剂量阿司匹林（50～75 mg/d），孕前和孕中期长期口服，或是使用低分子量肝素5000～10000 U皮下注射，防止反复流产和死胎发生。

表7-5　输卵管、卵巢因素不孕的干预措施及质控要点

致病因素	处理措施	质控要点
输卵管近端（间质部和峡部）阻塞	经宫颈输卵管导管疏通术	• 在X线透视下或宫腔镜下，将导管/导丝/硬膜外导管经宫颈输卵管口插入输卵管近端阻塞部位，疏通无形物质（如黏液栓）和轻微管腔粘连
	输卵管-子宫吻合术	• 开腹手术效果更理想 • 需放置输卵管支架管，7天后取出 • 第一次月经干净3～7天内行经阴道输卵管通液术。术后7天如在月经前半期，可在拔支架管同时行输卵管通液术。术后6个月之内未妊娠者可再次行通液术或子宫输卵管碘油造影等相关输卵管通畅检查
输卵管阻塞（结扎术后）	输卵管端端吻合术	• 行腹腔镜或显微镜下手术效果更佳 • 吻合后术中行亚甲蓝（美蓝）通液以证实吻合成功 • 吻合术后妊娠率与患者年龄、输卵管结扎部位、输卵管保留的长度有关 • 第一次月经干净3～7天内行经阴道输卵管通液术。术后3～7天如在月经周期前半期，可行经阴道输卵管通液术，留置输卵管支架管者取出支架管同时行通液术。术后6个月之内未妊娠者可再次行通液术或子宫输卵管碘油造影等相关输卵管通畅检查
输卵管管腔通畅，而伞周围轻度粘连	输卵管伞端及其周围粘连分离术	• 盆腔粘连程度分为膜性粘连、致密状粘连和纤维性粘连，根据粘连的不同程度采取不同的手术方式 • 分离粘连时注意保持一定的张力，保持层次清晰，钝、锐性分离相结合，减少浆膜或腹膜损伤，尽量使分离创面光滑、腹膜化 • 第一次月经干净3～7天内行经阴道输卵管通液术。术后6个月之内未妊娠者可再次行通液术或子宫输卵管碘油造影等相关输卵管通畅检查
输卵管伞端粘连闭锁	输卵管造口术	• 外翻缝合切缘，伞端口有再闭锁可能或丧失捕捉成熟卵功能 • 对于壁厚、直径较大（≥5 cm）的输卵管积水，主张切除或结扎输卵管，为辅助生殖技术创造条件。在行输卵管切除术时，应该尽量多地保留输卵管系膜以免损伤卵巢功能 • 术后第一次月经干净3～7天内行经阴道输卵管通液术。术后6个月之内未妊娠者可再次行通液术或子宫输卵管碘油造影等相关输卵管通畅检查
子宫内膜异位症合并不孕	盆腔包块持续超过3个月者需要进行腹腔镜探查术	• 术前需行卵巢储备功能评估 • 卵巢子宫内膜异位囊肿首选囊肿剔除 • 术中需评估子宫内膜异位症的类型、分期及子宫内膜异位症生育指数（EFI）评分，可同时进行宫腔镜检查及输卵管通液术，需反复冲洗盆腔

表7-6　子宫因素不孕的干预措施及质控要点

致病因素	干预措施及质控要点
宫腔粘连	• 对于有子宫损伤和感染、闭经、月经过少等病史的患者，需行宫腔镜检查，排除宫腔粘连 • 宫腔置入避孕环、球囊导尿管、羊膜、透明质酸钠或其他防粘连膜等屏障物质，术后 1 ～ 3 个月行宫腔镜复查，了解有无再粘连 • 单用雌激素或雌孕激素治疗 1 ～ 3 个月经周期，促进子宫内膜修复，防止再粘连。雌激素的用量一般为每天 3 ～ 6 mg，一般不超过每天 9 mg，连续口服 21 天，后 5 ～ 10 天加用黄体酮胶囊 • 术后使用抗生素预防感染，对放置球囊导尿管及羊膜者尤应注意使用抗生素
子宫肌瘤	• 对于Ⅲ—Ⅷ型肌瘤，直径≥ 4 cm 且准备妊娠者，可行子宫肌瘤剔除术 • 瘤腔缝合彻底，减少出血 • 术后酌情避孕 6 ～ 12 个月，警惕再次妊娠时子宫破裂
黏膜下子宫肌瘤	• 常有盆腔痛、月经失调、不孕、贫血等症状，B 超、CT、MRI 等影像学检查可辅助诊断 • 对于 0 型肌瘤、Ⅰ和Ⅱ型肌瘤直径≦ 5 cm、肌壁间内凸肌瘤、肌瘤表面覆盖的肌层≤ 0.5 cm、宫腔长度≤ 12 cm 者，可行宫腔镜下手术 • 行宫腔镜下肌瘤摘除或电切术时，需注意保护肌瘤周边正常的子宫内膜，减少内膜损伤 • 宫颈瘢痕致宫颈坚硬不能充分扩张者为禁忌证 • 警惕术中子宫出血、子宫穿孔、宫颈损伤、灌流液吸收与稀释性低钠血症
子宫内膜病变	• 诊断性刮宫手术或宫腔镜病理检查结果可确诊，按照子宫内膜增生管理指南进行处理
子宫内膜息肉	• 常有急性或慢性子宫内膜炎病史，有月经失调、不孕等症状 • B 超、子宫输卵管碘油造影（HSG）、宫腔镜检查等可辅助诊断 • 需积极有效地治疗子宫内膜炎 • 无症状的小息肉（< 1 cm）无需治疗，一般不影响妊娠；有症状、直径≥ 1 cm 者行宫腔镜治疗
子宫纵隔	• 对于有不孕病史或反复流产病史者，行宫腔镜下子宫纵隔电切术 • 对于完全性子宫纵隔者，需保留宫颈处纵隔以防发生宫颈机能不全
宫颈炎症	• 妇科检查时可见脓性分泌物附着在宫颈口，有时可见宫颈息肉堵塞宫颈口 • 宫颈衣原体检查可阳性 • 予以抗炎及对症处理，若见宫颈口赘生物，则予以摘除
宫颈黏液异常	• 宫颈黏液过少或黏稠会影响精子穿透，导致不孕 • 可予以小剂量雌激素治疗
宫颈解剖结构及位置异常	• 常见原因有先天性宫颈闭锁或狭窄、宫颈短小或颈管发育不良、手术后宫颈管粘连狭窄、宫颈位置异常（上翘） • 可考虑人工授精，将精液进行优化处理后，取得活力好的精子，由一根很细的导管，送入子宫腔里，直接注入宫腔

表7-7　排卵障碍性不孕的干预措施及质控要点

致病因素	干预措施及质控要点
甲状腺功能异常	1．甲状腺功能低下（甲减） （1）诊断：血清甲状腺素低于正常值和（或）血清促甲状腺素高于正常值 （2）临床表现：基础代谢降低，畏寒、乏力、黏液性水肿、记忆力减退、月经稀发量少或闭经 （3）治疗：加强营养，补充甲状腺素，做人工周期或促排卵 2．甲状腺功能亢进（甲亢） （1）诊断：血清甲状腺素高于正常值和（或）血清促甲状腺素低于正常值 （2）临床表现：基础代谢增加，心悸、心动过速、食欲亢进、体重减轻、畏热多汗、手指震颤、突眼、月经失调、甲状腺肿大等 （3）治疗：抗甲状腺药物，必要时手术，做人工周期或促排卵
多囊卵巢综合征（PCOS）	1．诊断：月经稀发、闭经或不规则子宫出血为诊断的必需条件。同时，符合以下 2 项中的 1 项并排除其他可能引起高雄激素和排卵异常的疾病即可诊断为 PCOS：①高雄激素的临床表现或高雄激素血症；②超声表现为卵巢多囊改变（PCO） 2．临床表现：月经失调、不孕、多毛、痤疮、肥胖、黑棘皮症 3．治疗： （1）调整生活方式：控制饮食、运动减重 （2）调整月经周期：短效口服避孕药 （3）降血雄激素水平：糖皮质类固醇、环丙孕酮、螺内酯 （4）改善胰岛素抵抗：二甲双胍 （5）促排卵：①一线药：氯米芬（克罗米芬）、来曲唑。②二线药：促性腺激素 （6）手术治疗：腹腔镜下卵巢打孔术，适用于 PCOS 氯米芬抵抗患者的二线治疗方法，特别是对于 BMI 小于 29 kg/m^2 以及游离雄激素指数小于 4 者治疗效果良好 （7）转诊辅助生殖：适用于应用 6 个月以上标准的促排卵周期治疗后有排卵但仍未妊娠的 PCOS 患者，或多种药物促排卵治疗及辅助治疗无排卵并急待妊娠的患者
黄体功能异常	1．诊断：基础体温提示黄体期＜ 12 天，高温相体温上升幅度＜ 0.3℃，高温相体温波动＞ 0.1℃，黄体期孕酮峰值＜ 10 ng/ ml 2．临床表现：月经频发，不孕，早期自然流产 3．治疗：加强黄体功能 （1）排卵后或基础体温上升后补充孕激素 （2）CC-HCG 疗法：监测卵泡大于 18 mm 时肌内注射人绒毛膜促性腺激素 10 000 U
高泌乳素血症	1．诊断：血清泌乳素（PRL）＞ 1.14 nmol/L（25 μg/L） 2．临床表现：月经紊乱及不孕、溢乳、头痛眼花及视觉障碍、性功能改变 3．治疗：药物（溴隐亭、维生素 B_6 等），必要时手术
早发性卵巢功能不全（POI）	1．诊断：年龄＜ 40 岁，月经稀发或停经 4 个月以上，至少 2 次血清卵泡刺激素（FSH）＞ 25 IU/L（间隔＞ 4 周）。亚临床期 POI：FSH 值 15 ～ 25 IU/L 2．临床表现：月经改变，频发或稀发、经量减少、闭经；雌激素水平低下表现；不孕、不育等 3．治疗： （1）心理及生活方式干预：缓解压力、健康饮食、规律作息、戒烟戒酒、适当补充钙剂及维生素 D （2）生育咨询：建议尽早生育，适时进行生育力保存 （3）转诊辅助生殖：对于已达不孕不育标准的妇女，建议积极辅助生殖；对于亚临床期 POI 妇女，或者因某些疾病或治疗而损伤卵巢功能的女性，建议保存生育力，包括胚胎冷冻、卵母细胞冷冻、卵巢组织冷冻等

3．针对男方因素的男性不育诊断要点

不孕不育夫妇中男方不育约占 40%。目前，男科对男性不育症的诊治和研究日益受到重视，确诊有男性不育且女性检查均未发现明确不孕因素者转男科就诊。男方因素导致男性不育的因素主要为精液异常、性功能异常等，其诊断要点详见表 7-8。

表7-8　男性不育的诊断要点

致病因素	诊断要点
• 精液异常：无精子症、少精子症、精子活力降低及死精子症，精子畸形率	• 是否接触高温环境 • 是否接触金属，如甲基汞、镉或化学制剂等 • 有无不良生活习惯，如精神状态不佳、营养不良、 • 吸烟、酗酒、频繁热水浴、长期穿紧身裤、手淫过度、经常乘坐长途汽车等 • 行精液检查以明确分类
• 性功能异常：阳痿、早泄、性交过频或过少，不射精、逆行射精	• 仔细询问性生活的经过、质量、频率以及有无性高潮
• 其他因素：先天性异常、生殖器官炎症、免疫性不育、精索静脉曲张	• 了解阴茎、尿道、睾丸、精囊、前列腺发育情况 • 排除先天性畸形 • 行促性腺激素水平检查 • 检查 17α 羟孕酮水平 • 行尿液检查和前列腺液检查 • 行输精管造影术、精囊造影术了解输精管道情况 • 行抗精子抗体等免疫相关指标检查 • 行 B 超检查

4．双方不明原因不孕不育处理要点

（1）排除性诊断，精液常规、排卵监测、盆腔和输卵管通畅性检查未发现异常可诊断不明原因不孕不育。年轻（小于 30 岁）、无卵巢功能衰退证据者，可期待妊娠，但期待时间不超过 3 年；年龄大于 30 岁、卵巢储备开始下降的患者可行诊断性治疗，如 3 ～ 6 个周期人工授精（AIH），仍未孕则可考虑转诊辅助生殖（IVF-ET）。

（2）心理指导：了解患者的心理、社会、健康状况及引发患者心理问题的相关因素，加强心理疏导，给予患者精神治疗及心理安慰，预防和减轻患者的心理问题。

（三）卵巢过度刺激综合征诊疗要点

卵巢过度刺激综合征（OHSS）为体外受孕辅助生育的主要并发症之一。OHSS 主要临床表现为卵巢囊性增大、毛细血管通透性增加、体液积聚于组织间隙，引起腹腔积液、胸腔积液，伴局部或全身水肿。诊治详见表 7-9。

表7-9　卵巢过度刺激综合征（OHSS）的干预措施及质控要点

OHSS的分度	临床表现	干预及质控要点
轻度	多发生于注射人绒毛膜促性腺激素（HCG）后3～7天，下腹不适，轻度腹胀，食欲不良，卵巢大小< 8 cm	一般不需要特殊处理，鼓励患者高蛋白质饮食，多饮水
中度	明显下腹胀痛，恶心、呕吐或伴腹泻，腹围增大，超声提示有腹水、少量胸腔积液，卵巢明显增大至8～10 cm	• 住院观察，休息，高蛋白质饮食，早期少量多次饮水（每日饮水量大于1000 ml），多翻身、活动四肢及按摩下肢 • 严密观察体重、腹围、24小时出入水量，以及各器官功能状态、血液电解质 • 停用所有促性腺激素 • 纠正低血容量：白蛋白、低分子量右旋糖酐 • 改善毛细血管通透性：地塞米松、泼尼松 • 预防静脉血栓：低分子量肝素、阿司匹林 • 预防卵巢破裂或蒂扭转：避免突然改变体位及腹压增加
重度	腹胀痛加剧，明显腹水（或胸腔积液），可致呼吸困难而不能平卧，大量胸腔积液腹水致心肺功能障碍、血液浓缩、急性肾衰等 临床生化指标：少尿（< 300 ml/d或< 30 ml/h），红细胞比容> 0.45，肝功能损害，低钠血症（钠< 135 mmol/L），低蛋白血症、低渗透压，高钾血症（钾> 5 mmol/L），卵巢大于> 10 cm	除上述轻中度OHSS的处理措施外还需注意以下几点： • 穿刺引流腹水：当腹水导致腹痛、腹胀无法忍受，患者不能平卧、呼吸困难时，可行腹腔穿刺引流。排空膀胱，半卧位，速度宜缓慢，注意心率、血压，每次引流量1000～2000 ml • 穿刺引流胸腔积液：当胸腔积液导致呼吸困难或血氧饱和度下降时进行穿刺引流。首次引流量不超过600 ml，引流过程中注意患者面色、呼吸、脉搏、血压及有无咳嗽、胸痛、呼吸困难等，若有异常症状，应立即停止操作 • 卵巢破裂或蒂扭转：卵巢破裂轻微内出血可观察，严重时需手术治疗；卵巢蒂扭转时，可抬高臀部、改变体位，有时可自行缓解，必要时手术治疗

（四）随访管理质控要点

不孕不育患者干预治疗过程中，定期随访非常重要，是保证治疗效果的重要措施。随访环节和要点见表7-10。

表7-10　不孕不育患者随访要点

随访环节	随访要点
门诊咨询	• 在尊重患者隐私和良好沟通的基础上，评估患者的心理状态并进行积极的引导，消除心理障碍，给予患者合理的心理支持和干预 • 了解患者不良生活习惯是否得到纠正或改善，已有改善者给予鼓励和支持，使其能够长期坚持；若未能改善，分析原因并寻求解决方法 • 有激素水平异常或不孕相关监测指标异常者需定期复查；对肥胖患者，了解其体重控制情况，并对与肥胖引起的并发症密切相关的指标进行随访，如糖尿病、代谢综合征、心血管疾病等，做到疾病治疗与并发症预防相结合
药物使用后	• 通过监测患者的体重、血糖、血脂、肝肾功能、月经改变及卵泡监测评估药物的有效性及副作用，必要时更换药物。经规范促排卵治疗 6 个周期未孕者建议转诊辅助生殖
术后	• 行输卵管造口手术患者术后第 1 个月的月经干净 3 ～ 7 天行通液术或造影术以再次评估输卵管通畅度。若通畅度佳，积极鼓励患者试孕；若通畅度欠佳，可予以多次通液术或化瘀等治疗，治疗效果不佳者可转诊辅助生殖

五、就诊流程

因不孕就诊者，建议男女双方同时检查。男方行精液检查，如果异常，转入男科专科。女方行支原体、衣原体、淋球菌，抗精子抗体、抗心磷脂抗体及抗子宫内膜抗体，乙肝、丙肝及艾滋病、梅毒，甲状腺功能，宫颈癌筛查，盆腔超声等常规检查，必要时可行 CT、MRI 检查。对于年龄 35 岁以上或月经异常者，行卵巢储备功能检查。上述检查均未见异常者可行排卵检测。疑宫腔内异常或有异常流血者行宫腔镜检查。尚未达到不孕诊断标准，有短期不孕史及受孕意愿者，为其提供受孕指导。1 年以上不孕者可行输卵管通畅度检查，检查提示输卵管异常者可行腹腔镜诊治术，或建议采取辅助生殖技术助孕（图 7-1）。

六、医疗质量与安全监测指标

按照科室质量与安全管理要求，建立不孕不育服务质量监测指标，开展监测，定期分析，发现问题及时采取干预措施，达到质量持续改进。监测指标见表 7-11。

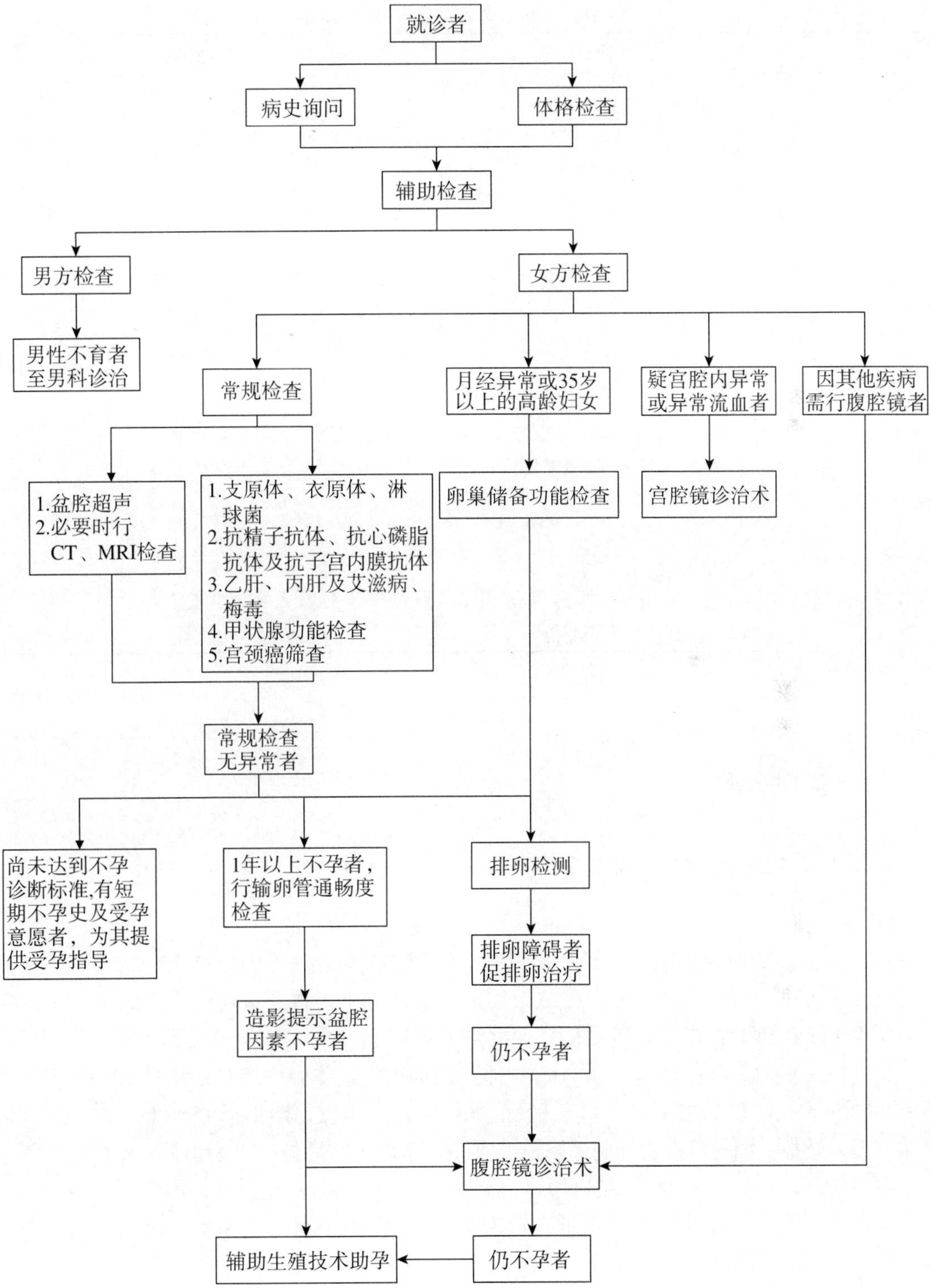
就诊者
病史询问
体格检查
辅助检查
男方检查
女方检查
男性不育者至男科诊治
常规检查
月经异常或35岁以上的高龄妇女
疑宫腔内异常或异常流血者
因其他疾病需行腹腔镜者
1.盆腔超声
2.必要时行CT、MRI检查
1.支原体、衣原体、淋球菌
2.抗精子抗体、抗心磷脂抗体及抗子宫内膜抗体
3.乙肝、丙肝及艾滋病、梅毒
4.甲状腺功能检查
5.宫颈癌筛查
卵巢储备功能检查
宫腔镜诊治术
常规检查无异常者
尚未达到不孕诊断标准,有短期不孕史及受孕意愿者，为其提供受孕指导
1年以上不孕者，行输卵管通畅度检查
排卵检测
排卵障碍者促排卵治疗
造影提示盆腔因素不孕者
仍不孕者
腹腔镜诊治术
辅助生殖技术助孕
仍不孕者

图 7-1　就诊流程图

表7-11 不孕不育质量与安全监测指标

指标项目	计算公式	数据来源	监测频率
手术人次		HIS系统	月
术后感染率（%）	术后感染例数/同期院内手术总例数×100%	HIS系统	月
术中使用抗生素率（%）	术中使用抗生素例数/同期院内手术总例数×100%	HIS系统	月
卵巢过度刺激综合征发生率（%）	发生OHSS例数/促排卵治疗总例数×100%	HIS系统	月
术后严重并发症发生率	术后发生严重并发症例数/同期院内发生手术并发症总例数×100%	HIS系统	月
随访率（%）	出院后随访人数/同期院内住院患者总例数×100%	随访登记	月
转介人次		转介登记	月
转诊人次		转诊登记	月
服务对象满意率（%）	对服务满意人数/调查服务对象人数×100%	满意度调查	月

注：HIS系统即医院信息系统。

七、案例分析

（一）女性生殖器结核致不孕

1．基本情况

患者，女，25岁，因取消避孕2年未孕、发现盆腔肿块1个月于2015年5月13日10点入院。患者平素月经规律，5～6/30天，量中等。近1年感经量较前明显减少。2015年4月因不孕行B超检查提示盆腔右侧一直径约6 cm的肿块，疑输卵管积水或包裹性积液。丈夫精液检查正常。既往体健，G0P0。查体：四测正常（体温36.8℃，呼吸20次/分，血压115/68 mmHg，心率85次/分），一般情况好，自主体位，体重指数20 kg/m^2，心、肺、腹部检查无异常。妇科检查：外阴、阴道、宫颈正常，子宫后位，大小正常，不活动，无压痛。右附件区增厚，可扪及一囊性肿块，边界不清，轻触痛；左附件区增厚，无压痛。入院后完善检查，子宫输卵管造影示子宫轮廓不清，边缘呈锯齿状，双侧输卵管僵直、节段性显影，盆腔内无明显造影剂弥散。2015年5月16日行腹腔镜＋宫腔镜诊治术，腹腔镜下见盆腔广泛粘连，腹膜及子宫、肠管浆膜面布满米粒状灰黄色小结节，右侧盆腔形成包裹性积液，内为淡黄色液体。双侧输卵管伞端闭锁呈鼓槌状，切开后为双侧积脓，行双侧输卵管切除及腹膜粟粒状结节活检。宫腔镜下见宫腔粘连，内膜菲薄，分离粘连，取近宫角处内膜送检。术后病理检查：子宫内膜未见异常，输卵管及腹膜肉芽肿性炎性病变，考虑盆腔结核。术后诊断：原发性不孕，盆腔结核。出院后至结核病专科医院予以抗结核治疗9

个月，治疗期间月经量恢复正常，后建议转辅助生殖专科。

2．病例缺陷分析

（1）病史询问不详细，术前未询问相关盆腔感染病史、结核病史及接触史。体格检查发现子宫后位固定，子宫输卵管造影显示子宫腔边缘呈锯齿状，双侧输卵管节段性显影，为典型结核性 X 线造影显像，但术前均未考虑结核所致不孕的可能。

（2）知识欠缺。结核仍然是我国常见传染性疾病，生殖器结核是中青年女性易患疾病，近年来生殖器结核的发病率呈上升趋势，是导致原发性不孕的主要原因之一。

3．改进措施

盆腔结核的临床表现常缺乏特异性，可无症状或仅表现为不孕，因缺乏明显症状和体征，容易被忽略。

（1）当患者有原发不孕、月经稀少甚至闭经时，要考虑到结核的可能性。

（2）一旦确诊，应根据病情轻重、有无包块等，采用抗结核治疗或手术治疗。为避免手术时感染扩散，手术前后需使用抗结核药物治疗。

（3）手术以子宫全切 + 双附件切除为宜，病变局限于双输卵管、迫切需要保留生育功能者，可行双输卵管切除术。

（二）多囊卵巢综合征不孕患者成功受孕

1．基本情况

患者，30 岁，未避孕未孕 2 年。月经稀发，5 ～ 6/40 ～ 60 天，G0P0。丈夫精液检查正常。体格检查：女性体态，肥胖，体重指数 29 kg/m^2，心、肺、腹部检查无异常。专科检查：双乳发育正常，无溢乳，外阴发育正常，阴毛浓密，阴道、宫颈正常，子宫及双附件未扪及异常。子宫输卵管造影示子宫形态正常，双输卵管通畅，全程显影，盆腔造影剂弥散均匀。基础内分泌检查示：LH/FSH ＞ 3，雄激素（T）2.3 nmol/L，甲状腺功能、泌乳素正常。B 超示子宫大小正常，双卵巢多囊样改变。予以炔雌醇环丙孕酮片（达英 35）治疗 3 个月后复查内分泌功能正常，促排卵试孕半年未孕，住院行宫腔镜 + 腹腔镜诊治，术中发现宫腔无异常，盆腔无粘连，子宫及双输卵管正常，双卵巢无排卵痕，行双侧卵巢打孔术。术后门诊检测排卵及促排卵 2 个周期成功受孕。

2．经验总结

（1）全面积极寻找不孕原因，明确不孕原因后先药物调整内分泌，再行促排卵治疗。若药物治疗无效，行手术探查及卵巢打孔治疗。

（2）出院后定期复诊继续对症治疗指导受孕，治疗成功。

附录

附录7-1　子宫输卵管造影、通液检查知情同意书

患者姓名：	性别：	年龄：	床号：	住院号：
入院日期：				
临床诊断：				

子宫输卵管造影、通液检查是一种经宫颈管和宫腔进行插管和注药的检查方法，主要用于了解宫颈管、宫腔和输卵管的通畅情况，是一种初步评估输卵管通畅度的简单检查手段。检查时需要将双腔通水管插入宫腔，因而具有一定的创伤性，不可避免地存在一些风险和并发症，包括（但不限于）：

1. 术中、术后腹痛。
2. 术中、术后出血。
3. 子宫穿孔、宫颈裂伤，必要时在腹腔镜下或开腹行修补术。
4. 术中可能在宫颈扩张时出现迷走神经兴奋和呼吸、心搏骤停等，严重者危及生命。
5. 造影剂过敏或进入血管，出现皮疹，严重者可出现呼吸困难、肺动脉栓塞、休克，甚至死亡。
6. 子宫内口紧或粘连，无法进入宫腔，或因子宫内口过度松弛致造影失败；或因出现严重并发症而终止检查。
7. 由于该项检查本身固有的局限性，检查结果并不能完全反映子宫腔和输卵管的真实情况。例如，通液术并不能真正准确反映输卵管的通畅度和通畅或阻塞的侧别，子宫输卵管造影也有假阳性。根据此检查结果可能导致临床不正确的医疗处理。
8. 根据术中所见，可能会需要进一步的处理，如：扩宫术、宫腔注药等。
9. 术后月经紊乱，如闭经、经量少、不规则阴道流血等。
10. 术后感染、宫腔粘连、经血潴留、疾病复发。
11. 如选择无痛检查，可能出现与麻醉有关的并发症（详见麻醉同意书）。
12. 必要时使用贵重药品、器械或仪器。
13. 其他不可预料的情况。

对于上述可能出现的并发症或意外，医护人员将依据规范进行预防和治疗，家属请在仔细阅读、了解上述内容后签字。

谈话医生签名：__________　签名时间：____年____月____日____时____分

对上述内容，作为患者和（或）家属，我（们）已详细了解知情并理解，经慎重考虑同意 / 不同意接受该项规范的操作，愿意承担操作所带来的相关风险和支付所需费用，愿意听从并积极配合医护人员在医疗上的管理和安排，并授权医师在此实施过程中遇有紧急情况时，为了保障患者的生命安全对其实施必要的救治措施。今签字为证。

患者签名：_________　签名时间：____年____月____日____时____分

患者监护人签名：_______ 与患者关系：______ 签名日期：____年____月____日____时____分

附录7-2 宫腔镜下宫腔粘连分离术知情同意书

患者姓名： 性别： 年龄： 床号： 住院号：

入院日期：

临床诊断：

在静脉麻醉下进行宫腔镜宫腔粘连分离术，施行该手术存在的风险及可能发生的意外和并发症如下：

1．子宫内膜异位、宫腔积血、输卵管破裂等。
2．可出现麻醉意外、气体栓塞、肺栓塞等，术中、术后可危及生命。
3．术中、术后可能因合并内科疾患而出现严重并发症，如糖尿病酮症酸中毒、心肌梗死、心房颤动、心搏骤停、甲亢危象、高血压危象、脑出血等，危及生命。
4．术中可能出现子宫穿孔、肠管等脏器损伤。术中出现的副损伤有涉及血管、肠管、输尿管或膀胱等的可能，术中、术后需行脏器修补或二次手术修补。术中可能行子宫切除，术后可能有相关功能障碍等。术中有脏器损伤无法发现的可能，术后需行相关处理。
5．术中、术后大出血，严重者可致休克，危及生命；可能需要输血或使用血液制品治疗，导致费用增加及输血相关性疾病，可能出现输血相关风险。
6．术中、术后可出现 TURP 综合征（稀释性低钠血症，容量负荷过重），严重水、电解质、酸碱平衡紊乱，危及生命。
7．术后可能出现盆腹腔感染、出血、血肿，出现发热、腹痛、阴道流血等症状，甚至并发败血症、脓毒血症、休克等，危及生命。
8．宫腔粘连分离术后可能需放置节育环、水囊或羊膜等。分离术后（特别是中重度宫腔粘连患者）可能效果不佳，需要多次手术，部分宫腔粘连无法治愈。
9．宫腔粘连术中需常规辅助超声监测，必要时需辅助腹腔镜监测。
10．其他不可预料的情况。

对于上述可能出现的并发症或意外，医护人员将依据规范进行预防和治疗，家属请在仔细阅读、了解上述内容后签字。

谈话医生签名：__________ 签名时间：____ 年 ____ 月 ____ 日 ____ 时 ____ 分

对上述内容，作为患者和（或）家属，我（们）已详细了解知情并理解，经慎重考虑同意 / 不同意接受该项规范的操作，愿意承担操作所带来的相关风险和支付所需费用，愿意听从并积极配合医护人员在医疗上的管理和安排，并授权医师在此实施过程中遇有紧急情况时，为了保障患者的生命安全对其实施必要的救治措施。今签字为证。我们对以上各项均已了解清楚，并同意：

1．手术中发现的情况可能与术前估计有差异，在手术操作中医师可以根据患者的病情征得法定代理人签字同意后，对预定的操作做出调整。
2．授权医师对手术操作切除的病变器官、组织或者标本进行处置，包括病理学检查、细胞学检查和医疗废物处理等。

患者签名：__________ 签名时间：____ 年 ____ 月 ____ 日 ____ 时 ____ 分

患者监护人签名：______ 与患者关系：________ 签名时间：____ 年 ____ 月 ____ 日 ____ 时 ____ 分

附录7-3 输卵管整形术知情同意书

患者姓名： 性别： 年龄： 床号： 住院号：

入院日期：

临床诊断：

一、目前可选择治疗方案

1．腹腔镜诊治术。利：创伤小，恢复快。弊：术中可能中转开腹手术，费用较昂贵。

2．剖腹探查术。利：手术操作精细。弊：创伤大，恢复慢。

二、施行该手术存在的风险及可能发生的意外和并发症

1．手术可能发生的风险、并发症和意外

（1）术中、术后出现心脑血管意外，危及生命。

（2）术中大出血，需输血或使用血液制品治疗，可能致失血性休克，甚至危及生命。

（3）术中可能损伤邻近脏器（肠管、膀胱、输尿管、毗邻血管和神经等），需行修补术；术后可能出现相应器官功能障碍如肠梗阻、尿潴留、粪瘘、尿瘘等，必要时需再次手术。

（4）术后肠粘连、肠梗阻，下肢静脉血栓形成，栓子脱落引起肺栓塞、脑栓塞，危及生命。

（5）术后可能出现盆腹腔粘连，致包裹性积液，或合并感染出现盆腔脓肿，可能需继续药物治疗或再次手术。

（6）术后伤口感染、裂开，脂肪液化，伤口延期愈合，可能需多次换药及行二期缝合。

（7）术中、术后可能因合并内科疾患而出现严重并发症，如糖尿病酮症酸中毒、心肌梗死、心房颤动、心搏骤停、甲亢危象、高血压危象、脑出血等，危及生命。

（8）腹腔镜手术可能中转开腹手术，术中、术后可能出现气体栓塞，皮下气肿、血肿，纵隔气肿、血肿，高碳酸血症，水、电解质、酸碱平衡紊乱，电灼伤等，致器官功能障碍，严重者危及生命。

（9）术后有不孕和宫外孕可能。如为输卵管间质部堵塞，无论腹腔镜或开腹手术，都不能完全保证输卵管通畅；如手术未疏通且需怀孕，需辅助生殖技术。

（10）术后积水可能复发，必要时可能再次行手术治疗。

（11）视术中情况必要时行卵巢打孔，术后可能出现卵巢功能减退甚至卵巢早衰。

2．其他难以预料的、危及患者生命的意外情况

（1）隐匿性疾病或疾病潜伏期、发病早期，临床可能无法诊断，术中、术后可能加重，或出现相应并发症，导致器官系统功能损伤，甚至危及生命。

（2）由于隐瞒病史，术中、术后可能致相应疾病加重，或出现相应并发症，导致器官系统功能损伤，甚至危及生命。

（3）不可抗拒因素（如地震、火灾等突发情况）可能导致不良后果，甚至危及生命。

对于上述可能出现的并发症，医护人员将予全力预防和治疗，家属请在仔细阅读、了解上述内容后签字。

谈话医生签名：__________ 签名时间：____ 年 ____ 月 ____ 日 ____ 时 ____ 分

对上述内容，作为患者和（或）家属，我（们）已详细了解知情并理解，经慎重考虑同意/不同意接受该项规范的操作，愿意承担操作所带来的相关风险和支付所需费用，愿意听从并积极配合医护人员在医疗上的管理和安排，并授权医师在此实施过程中遇有紧急情况时，为了保障患者的生命安全对其实施必要的救治措施。今签字为证。我们对以上各项均已了解清楚，并同意：

1．手术中发现的情况可能与术前估计有差异，在手术操作中医师可以根据患者的病情征得法定代理人签字同意后，对预定的操作做出调整。

2．授权医师对手术操作切除的病变器官、组织或者标本进行处置，包括病理学检查、细胞学检查和 医疗废物处理等。

患者签名：__________ 签名时间：____ 年 ____ 月 ____ 日 ____ 时 ____ 分

患者监护人签名：________ 与患者关系：______ 签名时间：____ 年 ____ 月 ____ 日 ____ 时 ____ 分

参考文献

[1] 谢幸，孔北华，段涛，等．妇产科学［M］．9版．北京：人民卫生出版社，2018：71.

[2] Practice Committee of the American Society for Reproductive Medicine．Diagnostic evaluation of the infertile female：a committee opinion［J］．Fertil Steril，2015，103（6）：e44-e50.

[3] 罗丽兰．不孕与不育［M］．北京：人民卫生出版社，2009：238-251.

[4] 夏恩兰．输卵管性不孕微创手术的过去、现在与未来［J］．国际生殖健康/计划生育杂志，2016，35（3）：181-186.

[5] 关菁．腹腔镜下输卵管因素不孕的显微外科修复［J］．实用妇产科杂志，2015，31（3）：166-169.

[6] 中华医学会妇产科学分会内分泌学组．女性高泌乳素症诊治共识［J］．中华妇产科杂志，2016，51（3）：161-168.

[7] 中华医学会妇产科学分会内分泌学组及指南专家组．多囊卵巢综合征中国诊疗指南［J］．中华妇产科杂志，2018，53（1）：2-6.

[8] 林小娜，黄国宁，孙海翔，等．输卵管性不孕诊治的中国专家共识［J］．生殖医学杂志，2018，27（11）：1048-1056.

[9] 中华医学会生殖医学分会．辅助生殖促排卵药物治疗专家共识［J］．生殖与避孕，2015，35（4）：211-223.

[10] RCOG Green-top Guideline：the Management of Ovarian Hyperstimulation Syndrome（2016 Version）［DB/OL］．https：//www．rcog．org．uk.

第八章　中医妇科质量与安全管理

一、组织管理

（一）建立质量管理工作小组

成立科室质量管理工作小组，科主任担任组长，小组成员以科室高级及中级职称人员为主，明确人员职责。

（二）质量管理工作小组职责

1．制定科室质量管理方案和计划，明确管理目标和工作任务，并组织实施。

2．定期对科室医务人员开展相关法律法规、工作制度以及诊疗常规 / 规范等技术文件的培训，检查并督促落实。

3．建立中医妇女保健质量监测指标，定期监测分析。

4．每月召开科室质量分析会议，分析存在的问题，提出改进措施及时整改，追踪整改效果，并有相应记录。

5．建立科室质量管理手册，按时记录科室质量分析会议、培训、监测指标结果以及质量管理活动等，加强档案管理。

二、医务人员资格认证、能力评估和服务授权

（一）依法执业

1．从事中医妇科工作的各级医师、护士应依法取得相应的医师执业资格或护士执业资格，康复治疗师应取得原国家卫生计生委和人力资源与社会保障部颁发的“康复医学治疗技术资格证书”，不得超范围执业。

2．从事中医妇科工作的医师、护士及治疗师应定期参加专业培训并考核合格。

（二）分级能力评估

根据中医妇科岗位设置，对不同岗位工作人员的资质和能力提出要求，落实岗位职责（表 8-1）。

表12-1　中医妇科主要岗位人员资质与职责

岗位	人员资质	职责
科主任	• 具备医学或中医本科以上学历，副主任医师及以上职称 • 具有 10 年以上中医妇科工作经验 • 具备扎实的中医和妇科疾病诊治能力，以及妇女保健的专业知识和技能 • 具备综合分析、诊断与处理中医妇科疑难病例的能力 • 具备一定的行政管理及沟通协调能力	• 全面负责中医妇科诊疗、教学、科研、质量管理等工作 • 负责制定和完善专科工作规划与年度计划、工作制度、诊疗常规 / 规范、服务流程等，督促科室医务人员严格执行 • 组织召开科室质量分析会议，查找问题，分析原因，提出改进措施并督促实施 • 带领全科人员完成教学、培训任务，积极开展相关科研工作 • 承担本专科相关的公共卫生职责
中医医师	• 具备中医医师及以上职称 • 掌握中医妇科保健基础知识及咨询指导技术 • 具备中医妇科常见疾病识别、诊断、鉴别诊断和处理等知识和技能 • 具备对妇科及妇女保健检查结果解读和评估的能力	• 在科主任的领导下，根据中医理、法、方、药理论开展诊疗工作 • 严格执行各项制度、诊疗规范、服务流程；对疑难重症病例，及时报告上级医师会诊处理 • 协助科主任做好各种资料收集、整理、分析及上报工作，负责科室质量指标的监测、统计分析等 • 协助科主任做好科室质量安全管理工作
护士（长）	• 取得护理执业资格，并接受中医相关培训	• 在科主任领导下，开展中医妇科护理工作，负责完成中医妇科护理和诊疗辅助工作 • 认真执行查对制度，按操作规程进行各种中医治疗工作，保证医疗安全 • 做好治疗室各种用品的保管、清洁、消毒工作，保证各种无菌用品的消毒灭菌工作，并负责定时更换，做好空气消毒工作 • 负责中医卫生防病和妇科健康教育的宣传工作
中医康复治疗师	• 具有国家执业资格证书或相应的专业技术证书 • 熟练掌握中医妇科相关技术操作要点和工作流程，并考核合格	• 执行医师制定的中医治疗计划，并做好信息登记 • 对家庭治疗及康复进行指导 • 在治疗过程中发现问题及时向医师进行反馈 • 参与治疗前后的康复评定工作

（三）服务授权

根据机构资质授权组织的统一规定，开展资质授权工作。对从事中医妇科工作的医生、护士或治疗师定期评估，对评估合格者授予其合格证，并建立个人技术考评档案。

三、医学伦理和知情同意

中医妇科诊疗服务应坚持有利不伤害、公正不歧视、尊重并提供合理建议的伦理原则，履行告知义务，尊重就诊者的知情同意权。

1．检查项目必须在医生指导下由就诊者知情选择，避免过度检查和治疗。

2．医生应向患者解释治疗过程中涉及的药物及中医传统治疗，说明药物或疾病可能存在的并发症，并给予停药、复诊或转诊的建议。

3．有风险的适宜技术，应在治疗前充分告知相关风险，并让患者签署相关知情同意书（中医治疗室埋线患者知情同意书、中医治疗室姜疗患者知情同意书、中医治疗室拔罐及刮痧患者知情同意书见附录 8-1 至附录 8-3）。

四、服务过程质量与安全管理

中医妇科医学检查项目包括询问病史、体格检查、常规辅助检查和其他特殊检查。

（一）病史采集质量控制

病史采集质控要点：重点询问性生活史、避孕史、月经史、既往史、不良孕产史、手术史、遗传病及精神病史、服药史、家族史、分娩方式、过敏史、环境和毒害物接触史、工作强度、饮食营养、生活习惯等。

（二）体格检查质量控制

1．问诊

（1）问年龄：某些妇科疾病的发生与年龄有密切关系，所以年龄可作为诊断时的参考。

（2）问主证：主证是指妇科疾病的主要证候。根据主证的询问结果，可以初步估计疾病的大致范围，为病史收集提供线索。

（3）问现病史：现病史是问诊的主要组成部分。询问内容应包括从起病至就诊时，疾病发生、发展和治疗的全过程。

（4）问月经：包括初潮年龄、月经周期、月经持续时间、经量、经色、经质、气味，行经前后是否伴发乳房胀痛、腰酸下坠、肛门急坠、大便次数增加、腹部疼痛或其他部位的疼痛、发热、情志异常等。

（5）问带下：主要问带下的量、色、质和气味，是否伴发阴痒、阴肿、阴疮等。

（6）问婚产史：对于已婚妇女，应询问其婚次及结婚年龄（含再婚年龄）、是否近亲婚配，丈夫年龄及婚前婚后健康状况，有无冶游史、性病史，双方是否同居等。

（7）问旧病：了解与现在病症相关的既往病史，特别是妇科疾病、内分泌疾病、结核病、血液病、阑尾炎、肝病，以及腹部、子宫、宫颈、会阴等部位的手术史、手术结果等。

（8）问个人史：患者生活和住地情况，有无环境的变迁，有无过度紧张的工作和学习，有无饮食、烟酒等嗜好。

（9）问家族史：患者父母、兄弟姐妹及子女健康情况，家族成员有无遗传病、可能与遗传有关的疾病、传染病等。

（10）问寒热：指询问患者是否感觉怕冷或发热。寒热是辨别患者病邪性质和机体阴阳盛衰的重要依据。“寒”可分为恶寒和畏寒。“热”包括体温升高，或体温正常而自觉全身、局部发热。中医又根据寒热之间的关系进行分类（如恶寒发热、但寒不热、但热不寒及寒热往来等），以此细致辨别疾病。

（11）问汗：汗能反映人体阴阳和表里两方面变化。“问汗”主要诊察患者是否出汗及出汗的部位、时间、多少等。

（12）问头身：主要包括头痛、头晕、身痒、麻木、乏力等患者自觉症状，以及症状持续的时间、诱因、表现、缓解因素和主要兼证等。

（13）问二便：主要询问二便次数、便量、性状、颜色、气味，以及排便时间、排便时的感觉和有无伴随症状。

（14）问饮食：主要了解患者的脾胃功能盛衰，并判断疾病预后情况。主要注意患者的饮食偏嗜、饮食多少、消化情况，有无厌食、胃部胀痛、嗳气、泛酸、恶心、呕吐、吞咽艰涩、胸膈阻塞等症状。

（15）问胸腹：主要辨别脏腑病证，包括胸闷、心悸、胁胀、腹胀等。

（16）问睡眠：包括睡眠时间、睡眠深度及质量，有无失眠、多梦、易醒或入睡困难等相关症状。

2．望诊

（1）望面色：面色萎黄为血虚，面色晄白或苍白为气虚，面色青黯为血瘀，面色晦黯为肾气虚弱，两颊潮红为阴虚火旺。

（2）望舌色：舌色鲜红为血热，淡红为血虚，淡白无华或舌胖大、边有齿痕为气血两亏。苔少或薄或有裂纹为阴虚，舌根部苔黄腻为湿热在下焦。舌质黯红或舌边有瘀紫斑点为血瘀。

（3）望唇色：红紫为血热，鲜红而干裂为阴虚津伤；色淡为脾虚血亏；深青色主痛，淡青色主虚寒。

（4）望爪甲：苍白者多为血虚或气血两虚，色青紫为寒、为痛。

（5）望月经：以月经量、色、质为主。

（6）望带下：色白质薄为脾虚，色黄质稠为湿热下注。杂色互见、兼有恶臭气味多为生殖道恶性肿瘤。

（7）望恶露：持续量多，色鲜红质稠为血热；色黯质稠、有臭味为湿热；色紫黯、有血块为瘀、为寒。

（8）望神：即观察患者的精神状态和机能状态。主要观察患者的精神、意识、面目表情、形体动作、反应能力等，尤应重视眼神的变化。

（9）望形体：包括身体的强弱胖瘦，体型特征，躯干四肢、皮肉筋骨等。

（10）望姿态：主要是观察患者的动静姿态、异常动作及与疾病有关的体位变化。

（11）望二便：主要是观察大小便的性状、颜色、质地及多少。

3．闻诊

（1）听声音：声音低而细为气虚，时时叹息嗳气为气郁。妊娠期声音低哑或不能出声为妊娠失音。分娩时不断呵欠为脱血夺气虚脱之兆。

（2）嗅气味：经血秽臭者为热，阴道出血或带下伴有奇臭者可为恶性肿瘤。带下有臭秽气者多为湿热。妊娠恶阻时口出烂苹果味者为酸中毒。妊娠之后胎动消失，腹不增大，口有臭气者多见胎死腹中。

4．切诊

妇科切诊包括切脉以及按肌肤、四肢及胸腹部检查。

（1）切脉

月经脉：月经将至或正值经期，脉多滑利有力。

带下脉：带下常脉与一般常脉同。

妊娠脉：妊娠常脉为妊娠后六脉平和而滑疾流利，尺脉按之不绝。

临产脉：又称离经脉，是六脉浮大而滑。

产后脉：产后常脉多见虚缓平和。

（2）按肌肤、四肢及胸腹

按肌肤及四肢。

按胸部：主要是触抚双侧乳房。

按腹部：了解腹壁冷热、软硬，有无胀满、压痛，以及有无包块及包块之部位、大小、性质、活动度、有无疼痛、与周围脏器的关系等情况。妊娠之后按腹部，应了解子宫的大小与孕期是否相符，以及胎位是否正常。

（三）辅助检查

注重中西医并重，对于常规辅助检查，能够给予合理的解释和建议，必要时需进一步明确检查。

（四）咨询指导

中医妇科常见病种主要包括月经病、带下病、妊娠病、产后病、妇科杂症等，其重点疾病及保健要点见表 8-2。

（五）中医常用治疗项目质量与安全管理

中医妇科常用保健治疗项目是中医妇科保健的特色，在妇科保健和疾病治疗中起到非常重要的作用。常用中医治疗项目包括穴位贴敷等 20 种项目，其使用过程中要严格掌握适应证，规范操作。这 20 种项目的适应证和注意事项见表 8-3。

（六）风险因素和安全管理

中医治疗过程中可能会出现锐器伤、烫伤、机械损伤，甚至导致火灾，因此科室日常工作中应高度重视对意外伤害的风险防范，加强安全管理。主要风险因素和预防措施见表 8-4。

表8-2　中医妇科重点疾病保健要点

疾病分类	疾病	保健要点
月经病	月经不调 经间期出血 崩漏 闭经 痛经 月经前后诸证 绝经前后诸证	1．保持清洁。经期血室正开，邪气易乘虚而入，滋生疾病。因此，必须保持外阴清洁，防止疾病产生，禁止性交、盆浴、阴道冲洗、游泳 2．避免寒凉。经期气随血泄，气虚则卫外功能不固，若感受寒凉或寒湿之邪，则气血凝滞，可致月经后期、月经量少或痛经。因此，经期不宜当风感寒，冒雨涉水，冷水洗脚或洗冷水浴 3．劳逸结合。正常月经期可从事一般工作及学习，但过度劳累则耗气动血，可致月经过多、经期延长，甚至崩漏。因此，经期要避免剧烈运动和重体力劳动 4．饮食有节。经期若嗜食辛辣助阳之品或过度饮酒，易致血分蕴热，迫血妄行，致月经过多；若过食苦寒生冷之品，易凝涩胞脉，血行受阻，可致痛经、月经过少。因此，经期要注意饮食调摄，宜食用清淡而富有营养的食物 5．调和情志。经期阴血偏虚，肝气偏旺，情绪容易波动，若伤于七情，易使气血紊乱，导致月经过多、经期延长、痛经、闭经。因此，经期宜保持心情舒畅 6．健康教育。广泛宣传月经前后卫生知识，消除不必要的思想顾虑。绝经前后可出现烦躁不安、失眠心悸、月经失调等生理变化，可通过本人的心理调节和家庭、社会的关怀，帮助其适应此种变化 7．定期体检。绝经前后是心脑疾病和妇科肿瘤的好发时期，此期女性每半年至一年需进行一次包括妇科检查在内的体格检查
带下病	带下过多 带下过少	1．保持外阴清洁，特别注意经期、产后卫生，提倡淋浴及蹲式厕所 2．做好计划生育工作，避免早婚多产；定期进行妇科普查，发现病变，及时治疗 3．勿久居湿地，经期、产后避免水中作业及生冷饮食，以免外浸内侵；饮食宜清淡，以免辛辣油腻滋生湿热 4．避免不洁性交 5．注意劳逸有度，特别是经期、产后，以免耗损正气，防御能力降低
妊娠病	妊娠恶阻 异位妊娠 胎漏 / 胎动不安 堕胎、小产 胎死不下 滑胎 葡萄胎 胎萎不长	1．劳逸有度。孕期不适宜剧烈运动及负担过重的体力劳动，亦不宜过于安逸，缺乏适当的劳动，尤其是长期卧床，对胎儿及生产均不利。因此，孕期应注意适当的活动，妊娠中期以后更要注意 2．饮食宜忌。孕期饮食宜清淡，富于营养且易消化，应保持脾胃调和，大便通畅。因此，孕期勿令过饥过饱，不宜过食寒凉，损伤脾胃，忌嗜食辛热、苦寒、滑利淩泻之品 3．慎戒房事。孕期需谨慎房事，尤其是孕早期 3 个月及孕 28 周后，应避免房事，以防导致胎动不安、堕胎、早产及感染邪毒 4．调和情志。加强孕妇精神关怀，普及有关妊娠分娩常识，减轻孕妇对于妊娠分娩的紧张、恐惧情绪，完善自我保健 5．孕前及产前检查。应提倡婚前、孕前检查，在夫妇双方身体最佳状态下妊娠，未病先防。定期产前检查是保障妇科健康的重要措施。通过各种检测手段，及早发现妊娠期疾病和了解胎儿宫内发育情况，并予以治疗或处理，避免妇产科危重疾病的发生和畸形儿的出生

续表

疾病分类	疾病	保健要点
妊娠病	子肿、子晕、子痫 胎水肿满 胎气上逆 妊娠小便不通 妊娠小便淋痛 妊娠咳嗽 难产	6. 用药宜慎。孕期患病，要特别注意用药，虽“有故无殒”，但需注意药物对胎儿的影响 7. 注意胎教。胎儿是人生之始，孕妇的情绪、心态、言行对胎儿均有影响，因此孕妇要调节情志、心情舒畅，使胎儿智能健康发育。 8. 对曾经发生过堕胎、小产者，应在下次受孕前做好全面检查，在夫妇双方身体最佳状态下妊娠，做到未病先防。孕后宜保持心情愉快，勿过度劳累，孕早期禁止性生活，避免跌扑损伤，还要注意饮食营养，保证胎儿发育。遵守医嘱，用药保胎时间应超过既往堕胎、小产时间的 2 周以上，做好围产期保健 9. 减少宫腔手术及人工流产术，避免产后及流产后的感染。积极治疗慢性盆腔炎、盆腔肿瘤等疾病，同时对异位妊娠术后患者，仍应积极治疗炎症以通畅输卵管
产后病	产后血晕 产后痉证 产后发热 产后腹痛 产后恶露不绝 产后身痛 产后自汗、盗汗 产后大便难 产后小便异常 产后乳汁异常 产后情志异常	1. 注意卫生。产后血室正开，恶露未尽，淫邪易入胞中而致产后病变。因此，产后要注意消毒和护理会阴部的产伤，洁具和卫生垫注意消毒清洁。产后汗多，要经常擦浴及换洗衣服 2. 调摄生活。产后表虚不固，易为风邪所袭，故要避风寒，冷暖适宜。产后元气未复，故产妇要充分休息，不宜过早或过度操劳，以免产后恶露不绝、子宫脱垂 3. 计划生育指导。产褥期内禁忌性生活，产后 6 周起应采取避孕措施，哺乳者以工具避孕为宜，不哺乳者可选用药物避孕 4. 定期检查。产后 6 周应到医院做产后健康检查，了解子宫、阴户等复原情况，及时发现乳房、阴户、子宫及产科手术伤口的异常情况，医生应给予指导与治疗 5. 生活宜忌。保持乳汁的质和量，以调节饮食、加强营养为第一要务。其次，心情舒畅、精神愉快、睡眠充足、避免过劳、按需喂哺也是重要的条件 6. 乳房保健。注意清洁乳房，每次哺乳前产妇要洗手，并用温开水清洗乳头和乳房，以预防乳房疾病的发生。哺乳前按摩乳房以刺激排乳反射 7. 正确哺乳。哺乳姿势可采用侧卧式或坐式，要注意乳房不能堵塞婴儿鼻孔。母乳喂养提倡按需哺乳
妇科杂症	不孕症 癥瘕 阴挺 阴痒 阴疮 盆腔炎性疾病 子宫内膜异位症、子宫腺肌病 多囊卵巢综合征	1. 保持心情舒畅，创造一个良好的心态环境。进行性知识宣传教育，注意卫生，预防和及早治疗生殖道炎症 2. 进行性生理知识教育，让患者掌握氤氲期的候，增加受孕机会；坚持经期、产后及流产后的卫生保健 3. 做好计划生育，避免人工堕胎、引产等对肾精、气血的不必要损耗而造成不孕 4. 坚持做好妇女卫生保健工作，定期开展以防癌为主的妇女病普查。40 岁以上者，最好每年普查 1 次，以期早发现、早治疗。患病后，及时采取有效的综合治疗措施。在治疗中定期复查，排除恶性病变。一旦明确诊断为恶性肿瘤，按恶性肿瘤及早论治 5. 卧床休息，半卧位，饮食应加强营养，选择易于消化的食品；积极锻炼身体，增强体质；解除思想顾虑，正确认识疾病，增强治疗的信心 6. 急性盆腔炎、阴道炎、淋病者应及时彻底治愈，防止转为慢性炎症

表8-3　中医妇科保健治疗项目适应证和注意事项

中医常用治疗项目	适应证	注意事项
1．穴位贴敷（暖宫敷贴、痛经贴、安神贴、安胎贴、止吐贴、止咳贴、三九贴、三伏贴、止泻贴、通尿贴、通便贴、开胃贴及其他敷贴）	月经不调、痛经、宫寒不孕、妊娠恶阻、妊娠纳差、妊娠腹痛、更年期失眠、盗汗、减肥、妊娠小便不通、妊娠大便难、妇科及产后术后腑气不通或大便难、乳腺增生、妊娠咳嗽等。其他，如肺系疾病发热、反复呼吸道感染、咽炎等，急慢性腹泻、便秘、食欲不良等胃肠道疾病	1．过敏体质、皮肤长有疱疖以及皮肤破损者禁忌穴位贴敷 2．凡用溶剂调敷药物时，注意随调随敷用，以防蒸发 3．对刺激性强、毒性大的药物，贴敷穴位不宜过多，贴敷面积不宜过大，贴药时间不宜过长，以免发疱过大或发生药物中毒 4．对久病体弱消瘦以及有严重心、肝、肾等疾病的患者，药量不宜过大，贴药时间不宜过久，并注意病情变化和有无不良反应 5．对于孕妇、幼儿，应避免贴敷刺激性强、毒性大的药物。对于残留在皮肤上的药膏，不可用汽油或肥皂水等有刺激性的溶液擦洗 6．由于药物刺激或胶布过敏，贴药部位可能出现皮肤红肿、瘙痒或水疱。若有红肿、瘙痒，可涂擦抗过敏药膏，减少贴药时间；若出现小水疱，可无需处理，让其自然吸收；红肿、瘙痒剧烈或水疱较大者应尽早去医院诊治
2．手指点穴	适应证广泛，上述疾病均可	1．医者平日应加强体能和臂力、指力及腕关节灵活度的锻炼，保证在操作时有充足的力量 2．点穴采用拇指、中指等，操作时应保持正确的体位，呼吸自然，精神集中。施术时力量必须由轻到重，再由重渐缓，切忌使用暴力、蛮力，做到刚中有柔、柔中有刚，患者有酸、胀、麻、热等感觉并向患处放散，是为最佳“得气” 3．患者应积极配合医生治疗，遵医嘱所规定的体位，保持全身放松状态，才能获得良好的效果
3．拔罐（闪罐、留罐、走罐、刺血拔罐、留针拔罐）	拔罐具有通经活络、行气活血、消肿止痛、祛风散寒等作用，其适用范围较广泛，主要用于治疗月经不调、排卵障碍、痤疮	1．皮肤过敏、溃疡、水肿和大血管分布部位，不宜拔罐。高热抽搐者亦不宜拔罐 2．拔罐时要选择适当体位和肌肉丰满的部位，若体位不当、移动或骨骼凹凸不平、毛发较多的部位均不适宜拔罐 3．拔罐时要根据所拔部位的面积选择大小适宜的罐。操作时必须迅速，才能使罐拔紧，吸附有力 4．用火罐时应注意勿灼伤或烫伤皮肤 5．若罐大、吸拔力强，可适当缩短留罐时间，以免起疱 6．若烫伤或留罐时间太长而皮肤起水疱时，小疱无需处理，仅覆盖消毒纱布，防止擦破即可。水疱较大时，用消毒针将水放出，用消毒纱布包敷，以防感染 7．高血压、心脏病等患者不宜留罐时间过长，拔罐过程中随时注意患者病情变化

续表

中医常用治疗项目	适应证	注意事项
4．推拿疗法	月经不调、产后身痛、产后乳汁异常、产后发热 其他：发热畏寒、头痛身痛、脘痛纳呆、腹胀泄泻、痹证、痰证、中风后遗症、跌打损伤、腰伤腿痛、关节不利、痈肿疮疖，以及骨折后遗症等	1．操作者在治疗前须修剪指甲，以免伤及患者皮肤 2．操作时用力要均匀、柔和、持久，禁用暴力 3．各种出血性疾病、妇女月经期、孕妇腰腹、皮肤破损及瘢痕等部位禁止按摩 4．年老体衰、久病体虚，或极度疲劳、剧烈运动后、过饥过饱、醉酒，均不宜或慎用推拿 5．严重心脏病、各种出血性疾病、结核病、肿瘤、脓毒血症、骨折早期（包括颈椎骨折损伤）、截瘫初期、烫伤、皮肤破损部位及溃疡性皮炎的局部禁推拿
5．中药热熨疗法	妇女产后身痛、宫寒不孕、盆腔炎、痛经、产后恶露不绝等	1．在热敷时应保持适宜的热度，以人体耐受度为限。为保持需要的温度，一般 5 分钟更换一次，热敷每次持续 15 ~ 20 分钟，每天 2 ~ 3 次 2．热敷在应用的过程中，对皮肤会有一定的刺激，因此热敷时间不宜过长。热敷过程中如出现皮肤烧灼、刺痛感，则应立即停止，以免皮肤起疱；如感到其他不适或局部有不良反应，也应立即停止 3．热证疾病不宜热敷 4．热敷完后应注意保暖，防止受寒着凉 5．热敷药使用时间不能过长，以免变质，影响药性的发挥
6．中药灌肠	盆腔炎、妊娠便秘、产后发热、大便不通等	1．配制灌肠液时应避免使用对肠黏膜有腐蚀作用的药物 2．插入肛管时手法应轻柔，以免擦伤黏膜。如有痔疮，更应审慎 3．灌肠时，应选择合适的温度，询问患者温度是否适宜，避免烫伤 4．灌肠液应根据病情保留一段时间，如某些患者不能保留，可采取头低足高仰卧位，灌肠液亦宜减少剂量。灌肠的时间一般以晚上临睡前为宜
7．中药熏洗	阴道炎、盆腔炎、妊娠皮炎、妊娠小便淋痛、产后身痛、带下过多等	1．注意保暖，室内应温暖避风，暴露部分尽可能加盖衣被 2．熏洗时药液不可过热，防止烫伤皮肤 3．有包扎之病变，熏洗时应揭去敷料，熏洗完毕，应更换消毒敷料，重新包扎好 4．所用物品需清洁消毒，每人 1 份，避免交叉感染
8．中药药膳	临床应用广泛	1．根据中医理论，进行体质辨识 2．中医辨证与疾病症状结合，进行药膳指导 3．服用药膳过程中，若有感冒、发热等不适，立即停用，并及时就医

续表

中医常用治疗项目	适应证	注意事项
9．穴位埋线	月经不调、闭经、排卵功能障碍、卵巢储备功能下降、卵巢早衰、不孕症、过敏性鼻炎、便秘、减肥、痤疮、失眠等	1．埋线前应排空小便，埋线后一些穴位局部有酸麻、胀痛的感觉均属正常，一般在 3 日左右自行消失。有个别敏感穴位（下肢或小腹）出现小肿块还未吸收，是线体在皮下形成的小包块，其对穴位刺激的时间会延长，一般可在半月左右消退；同时也有可能出现酸麻、胀痛的感觉持续延长，甚至下肢活动受限（跛行），一般不用处理 2．埋线过程中，不可避免会扎到毛细血管，出针后有出血、红肿、淤血现象，这属正常现象，1 ~ 2 周后就会自行吸收、消失 3．埋线当日不能洗澡或游泳，皮肤要求清洁干燥；埋线 1 周内不宜吃海鲜、辛辣刺激性食品，饮食清淡 4．埋线后若出现轻度过敏，可服用抗过敏药物；如有埋线部位凹陷、活动不利等，立即就医 5．饥饿、虚弱、疲劳等身体不适情况下，严禁操作，以防出现“晕针”
10．皮内针（埋针）治疗	妊娠恶阻、产后遗尿、尿频、更年期睡眠障碍、痛经、月经不调等	1．穴位、针具、镊子都要常规消毒，埋针要选择易于固定和不妨碍肢体活动的穴位 2．埋针处不宜水浸泡。夏季多汗时，要检查埋针处有无汗浸及皮肤发红等。如见发红、疼痛，要及时检查，有感染现象立即取针。埋针发生疼痛时可以调整针的深度、方向，调整无效时，可能有炎症发生，应取针 3．患者可以用手指间断按压针柄，以加强刺激量，提高效果，但应注意手的卫生 4．若埋针处已发生感染，应给予常规外科包扎处理。如有发热等全身反应，适当给予抗生素或中药清热解毒药治疗 5．关节处、红肿局部、皮肤化脓感染处、紫癜和瘢痕处，均不宜埋针；皮肤过敏患者、出血性疾病患者也不宜埋针
11．耳穴压豆	临床应用广泛，如月经不调、痤疮、失眠、遗尿等	1．严重过敏体质、耳部皮肤长有疱疖以及破损者严禁压丸 2．贴敷前用乙醇消毒耳郭表面，有伤面和炎症部位禁止压丸 3．患有严重器质性病变和伴有高度贫血、严重心脏病、高血压者不宜强刺激 4．若贴敷过程中有局部皮肤红肿瘙痒，及时取下药丸 5．妇科应每日检查贴药数量，以防药丸不慎脱落，掉入耳道；若不慎发生，应及时到耳鼻喉科就诊取出

续表

中医常用治疗项目	适应证	注意事项
12．刺络放血	妊娠睡眠障碍、胎漏、痤疮、月经不调、发热等	1．严重过敏体质、耳部皮肤长有疱疖以及破损者严禁采用此方法 2．治疗前用 75% 的乙醇常规消毒，先揉按刺络部位数次，使局部充血，再用三棱针或注射针头迅速刺入，以减轻患者痛苦 3．放血量为 5 ～ 10 滴，不宜过多或过少 4．放血后嘱患者切忌用手搔抓局部，以防感染 5．如有局部红肿、瘙痒等不适，立即复诊
13．毫针刺法（电针、子午流注法、普通针刺）	临床应用广泛	1．患者过于饥饿、疲劳、精神过度紧张时，不宜立即进行针刺。对身体瘦弱、气虚血亏的患者，进行针刺时手法不宜过强，并应尽量选用卧位 2．常有自发性出血或损伤后出血不止的患者，不宜针刺 3．皮肤有感染、溃疡、瘢痕或肿瘤的部位，不宜针刺 4．对胸、胁、腰、背脏腑所居之处的腧穴，不宜直刺、深刺 5．针刺眼区和项部的风府、哑门等穴以及脊椎部的腧穴，要注意掌握一定的角度，更不宜大幅度提插、捻转和长时间留针，以免伤及重要组织器官，产生严重的不良后果 6．对尿潴留等患者在针刺小腹部腧穴时，也应掌握适当的针刺方向、角度、深度等，以免误伤膀胱等器官出现意外的事故 7．治疗过程中出现滞针、弯针、断针，应立即停止治疗，并及时处理
14．温针灸	月经不调、不孕、痛经、盆腔炎、阴挺（子宫脱垂）、功能性子宫出血、带下病、产后大便困难、产后小便困难 其他：风寒湿痹、骨质增生、腰腿痛、冠心病、痛风、胃脘痛、腹痛、腹泻、关节痛等	1．温针灸要严防艾火脱落灼伤皮肤。可预先用硬纸剪成圆形纸片，并剪一至中心的小缺口，置于针下穴区上 2．温针灸时，要嘱咐患者不要任意移动肢体，以防灼伤 3．在施灸过程中若万一不慎灼伤皮肤，致皮肤起透明发亮的水疱，须注意防止感染 4．若使用被长时间烧过之针，注意折针及针根折断等突发情况
15．箱体灸	临床应用广泛，如月经不调、功能性子宫出血、痛经、盆腔炎 其他：胃痛、胃胀、风寒湿痹及骨伤疼痛类疾病	1．孕妇禁用。急性损伤及发炎部位禁止温灸，过饥、过饱、酒醉者禁灸 2．温灸后的饮食以清淡为主，不宜食用油腻、生冷食物 3．实施艾灸过程中，随时注意观察皮肤变化，调节温度，以防烫伤 4．温灸后不宜立即洗澡，建议灸后多饮温开水

续表

中医常用治疗项目	适应证	注意事项
16．热敏灸	月经不调、功能性子宫出血、痛经、胎漏/胎动不安、产后恶露不绝	1．施灸时，应让患者详细了解操作过程，打消对艾灸的恐惧感或紧张感 2．施灸时，应根据年龄、性别、体质、病情，采取舒适并能充分暴露施灸部位的体位 3．施灸剂量根据病情不同、个体不同而各不相同 4．婴幼儿、昏迷患者、感觉障碍者、皮肤溃疡处、肿瘤晚期患者、出血性脑血管疾病（急性期）患者、血液病患者、大量吐（咯）血者、孕妇的腹部和腰骶部禁灸 5．过饥、过饱、过劳、酒醉等，不宜施灸 6．若艾灸局部出现水疱，水疱较小时，宜保护水疱，勿使其破裂，一般数日即可吸收自愈。如水疱过大，用注射器从水疱下方穿入，将渗出液吸出后，从原穿刺孔注入适量庆大霉素注射液，并保留5分钟左右，再吸出药液，外用消毒敷料保护，一般数日可痊愈 7．施艾灸时，要注意防止艾火脱落灼伤患者（顾客），或烧坏衣服、被褥等物 8．治疗结束后，必须将燃着的艾条熄灭，以防复燃
17．天灸	临床应用广泛，如治疗月经不调、盆腔炎、宫寒不孕、癃闭、产后尿潴留等 其他：胃痛、胃胀及骨伤疼痛类疾病。	1．糖尿病患者、有严重心肺功能疾患者、皮肤长有疱疖以及皮肤有破损者、疾病发作期（如发热等）的患者严禁贴敷 2．要戒食易致化脓的食物，如牛肉、烧鹅、鸭、花生、芋头、豆腐等，以及戒食鱼虾、生鸡等易致敏食物 3．如果出现皮肤过敏，可擦抗过敏药膏，必要时去医院就诊 4．贴药时要注意少吃肉桂、花椒、大茴香、小茴香、狗肉、羊肉和新鲜桂圆或荔枝等辛燥之品 5．忌大量进食寒凉之品
18．艾条灸	月经不调、功能性子宫出血、妊娠恶阻、痛经、胎漏/胎动不安、产后恶露不绝	1．在施灸前，要将所选穴位用温水或乙醇棉球擦洗干净，灸后注意保持局部皮肤适当温度，防止受凉，影响疗效 2．在灸治过程中，要注意防止艾火灼伤皮肤，尤其是幼儿患者。如有起疱，可用乙醇溶液消毒后，用毫针将水疱挑破，再涂上甲紫（龙胆紫）即可 3．偶有灸后身体不适者，如身热感、头晕、烦躁等，可令患者适当活动身体，饮少量温开水，或针刺合谷、后溪等穴位，可使症状迅速缓解 4．施灸时注意安全使用火种，防止烧坏衣服、被褥等物

续表

中医常用治疗项目	适应证	注意事项
19．雷火灸	月经不调、功能性子宫出血、痛经、宫寒不孕、盆腔炎、产后身痛等 其他：风寒湿痹、骨质增生、腰腿痛、痛风、胃脘痛、腹痛、腹泻、关节痛等	1．施灸时，火头应与皮肤保持用灸距离，切忌火头接触皮肤，以免烫伤 2．治疗过程中随时注意患者表情，以患者能忍受为度，以避免灼伤 3．雷火灸当日，切勿洗澡或游泳，注意保暖，否则影响效果 4．对体质虚弱、神经衰弱的患者，治疗时火力宜小；对精神紧张的患者，应先消除其思想顾虑；饥饿的患者应先进食或喝些糖水 5．进行雷火灸时，治疗人员可戴一次性手套操作。治疗过程中注意对患者其他暴露部位保暖 6．青光眼、眼底出血、孕妇、心脏病、呼吸衰竭、哮喘及高血压并发症期间等禁灸 7．使用雷火灸温灸盒时要随时移动，温灸盒移动的距离是一个火头的距离，上下、左右移动均可，以防温灸的时间较长，避免烫伤
20．隔物灸——姜疗（脐疗、督灸、八髎灸）	痛经、盆腔炎、宫寒不孕、月经不调等 其他：胃痛、腹痛、泄泻等	1．脐疗前仔细询问患者病史，有皮肤过敏者，特别是腹部皮肤有炎症、破损、溃烂者，均不适合采用脐疗 2．取仰卧位，充分显露脐部或者其他施灸部位，将药末填于脐部 / 施灸部位，外敷纱布或胶布贴紧，也可用宽布带固定，覆于其上，再用姜末做成碗状放于脐上，在其内放入燃烧的艾柱，一般二柱燃尽即可。若在姜疗过程中或姜疗后出现皮疹、瘙痒甚至水疱等过敏现象，立刻停止。轻者可自行消退；如发生皮肤水疱，用消毒针挑破，并做消毒处理观察 3．脐部皮肤娇嫩，如药物刺激性较强，或脐贴次数较多，宜在用药或治疗前先在脐部涂一层凡士林，妇女尤应注意 4．如果在操作中需要局部加热，比如艾灸、隔物灸，此时要特别留意皮肤的颜色改变和表面温度，避免温度过高造成烫伤；如局部有过敏反应、灼热或疼痛等，应立即去药 5．通常用药量不宜过大，同时敷药时间不宜过长，根据药物属性及患者体质决定用药时间，或病愈即去药，最好在医生指导下用药 6．辨证用药方能提高疗效 7．用药后宜用消毒纱布、蜡纸、宽布带盖脐，外以胶布固封 8．本法宜在室内进行，注意保暖，以免患者受凉，体虚者尤应注意

表8-4　风险因素和预防措施

风险因素	预防措施
锐器伤	1．锐器应放置在独立的区域，并严禁患者接触 2．医务人员在接触锐器时应严格执行相关操作规范，以防发生锐器伤 3．一旦发生锐器伤，应立即按照医院锐器伤相关流程报告处理。锐器伤应急预案流程图见附录 8-4
治疗引起的烫伤	1．在为患者进行艾灸、热熨疗法、脐疗、红外线治疗、激光治法、中频脉冲电治疗、天灸、中药熏洗等治疗前，要充分说明治疗的注意事项，以避免烫伤的发生 2．若上述治疗后局部皮肤出现微红灼热，属于正常现象，告知患者家属不必过分担心 3．如治疗后出现小水疱，无需处理，可自行吸收；如水疱较大，可用无菌注射器抽去疱内液体，覆盖消毒纱布，保持干燥，防止感染。如烫伤或感染，及时请相关科室会诊处理
火罐致伤	1．选材：拔火罐应注意选材，多用竹筒、玻璃瓶、陶瓷杯等，罐口一定要厚而光滑，以免火罐口太薄伤及皮肉，底部最好宽大呈半圆形 2．操作：定罐 5 ～ 8 分钟，待施术部位的皮肤充血、淤血时，将罐取下。起罐时，一般用左手夹住火罐，右手拇指或示指在罐口旁边轻按压一下，使空气进入罐内，即可将罐取下。若罐吸附过强，切不可硬行上提或旋转提拔，以轻缓为宜
机械损伤	推拿按摩治疗引起骨折、扭伤、皮肤损伤等的预防措施： 1．按摩时应注意手法、力度，动作应轻柔，并逐渐加大力度，不可用蛮力 2．注意按摩部位的选择，如皮肤有破损，患各种恶性肿瘤，以及有严重的心、肝、肺、肾等病症，按摩应慎重 3．某些感染性疾病，如蜂窝织炎、骨结核、骨髓炎、丹毒等，局部不应推拿 4．骨折的早期、脱位等禁止按摩，而应采用相应的骨科治疗措施
火灾	1．防火措施：严格执行涉及用火相关操作的规范，操作过程中，注意远离患者服装、被褥等易燃物品；操作室应用防火材料，治疗床旁安置报警铃，治疗室应放置灭火器；治疗过程中，应有专人定时巡查；确认燃烧的艾条已完全熄灭，以防复燃 2．一旦发生火灾突发事件，立即疏散并安置患者逃生转移。对年老或幼小等不便转移者，科室派专人负责疏散；对危重患者采取一些必要的防范措施，如戴防毒面具等 3．火灾的第一发现人要保持清醒的头脑，选择正确的灭火方法，边扑救、边呼叫，听到呼救的人员迅速报警。火势危及电器设备，要及时切断电源。听到报警后，所有人员要积极参加扑救 4．一旦发生火灾，根据火灾情况选择报警部门。一般情况先报院部，接到报警的人员要记录报警时间、地点并迅速赶赴现场；如遇紧急情况需报“119”火警电话时，要讲清单位、地址、起火部位、燃烧物质、报警人姓名等 5．制定防火应急预案并定期演练

五、支持服务对象自我管理

（一）提供有针对性的健康教育服务

1．鼓励广大女性参与中医妇科保健服务，定期接受中医妇科体质检测和指导咨询，并参与决策过程。

2．在候诊区域设置健康宣传栏，介绍中医妇科保健的相关知识。

3．通过多种方法系统地为患者提供有针对性的健康教育服务，发放宣传资料，举办妇科保健相关知识讲座，普及知识。

（二）妇科体质保健的家庭管理

1．制定中医妇科体质辨识表（详见附录 8-5），医师根据患者体质辨识结果，结合患者症状及舌脉，判定妇科体质。

2．根据妇科不同体质，予以相应的中医体质管理方法。

（1）平和质

【穴位按摩】按摩双侧足三里、涌泉，每穴 3 分钟，每日 1 次，10 次为一疗程。

【膳食保健】饮食调养可选用具有健脾益气作用的食物，不可过食油腻黏滞或难消化的食物。饮食应营养均衡，适时调养。

（2）阴虚质

【穴位按摩】按摩太溪（双）、三阴交（双）、涌泉（双）。用拇指和示指同时按揉两侧穴位，可以同时用力揉按 10 ～ 15 分钟。

【膳食保健】凡阴虚体质者，宜多吃些清补类食物，宜食甘凉滋润、生津养阴的食品，如鸭肉、鸡蛋、甲鱼、龟肉、海参、干贝、牛奶等；忌吃油腻、难消化食物，忌吃油炸、熏制、烧烤、生冷及高盐食物。一定远离辛辣和刺激性的食物，戒烟酒、浓茶等。

（3）阳虚质

【穴位按摩】选择神阙、关元、气海、命门。按摩法：可用点、按、揉、摩法，疏通下焦气机，改善气虚或阳虚体质。艾灸法：可用艾条、温灸器或隔姜灸等，温补下元。

【膳食保健】平时宜多吃温平补益食物、如羊肉、韭菜、虾、桂圆、花生、胡萝卜、山药、牛肉、普洱、红茶、桃子、黑豆、茴香、茼蒿、鲈鱼、羊腰子、鱿鱼、芡实、羊奶、奶酪、草鱼等；忌寒凉食物。注意保暖、不要熬夜。

（4）湿热质

【穴位按摩】按摩脾俞、足三里、阴陵泉、支沟、中脘、下脘。均用泻法按摩，每穴约 3 分钟，每天两次，早晚各一次，10 天为一疗程。

【膳食保健】宜选用甘寒或苦寒的清利化湿食物，如绿豆（芽）、绿豆糕、绿茶、芹菜、黄瓜、苦瓜、西瓜、冬瓜、薏苡仁、赤小豆、马齿苋、藕等。少食羊肉、动物内脏等肥厚油腻之品，以及韭菜、生姜、辣椒、胡椒、花椒及火锅、烹炸、烧烤等辛温助热的食物。应注意起居环境的改善和饮食调理，不宜暴饮暴食、酗酒，少吃肥腻食品、甜味品，以保持良好的消化功能，避免水湿内停或湿从外入。

（5）血瘀质

【穴位按摩】按摩曲池（双）、合谷（双）、血海（双）、关元、气海。以手指的指腹部位按压，每天坚持点揉两侧血海穴 3 分钟，力量不宜太大，能感到穴位处有酸胀感即可，要以轻柔为原则。

【膳食保健】宜选用具有调畅气血作用的食物，如生山楂、醋、玫瑰花、桃仁（花）、黑豆、油菜等，还可少量饮用葡萄酒、糯米甜酒，有助于促进血液运行。少食收涩、寒凉、冰冻之物，如乌梅、柿子、石榴、苦瓜、花生米，以及高脂肪、高胆固醇、油腻食物，如蛋黄、虾、猪头肉、猪脑、奶酪等。但高血压和冠心病等患者不宜饮用酒类，女性月经期间慎用活血类食物。

（6）痰湿质

【穴位按摩】按摩足三里（双）、承山（双）、丰隆（双）。拇指指面着力于穴位之上，垂直用力，向下按压，按而揉之，有酸胀感为度，10 ～ 15 分钟为宜。

【膳食保健】少食肥甘厚味，酒类也不宜多饮，且勿过饱。多吃蔬菜、水果，尤其是一些具有健脾利湿、化痰祛痰功效的食物，如白萝卜、荸荠、紫菜、海蜇、洋葱、枇杷、白果、大枣、扁豆、薏苡仁、红小豆、蚕豆、包菜等。

（7）气郁质

【穴位按摩】按摩膻中、期门（双）、太冲（双）。用中指端按揉，50 ～ 100 次。

【膳食保健】气郁质者当以行气为主，常用行气食物有芜菁、洋葱、橘、茴香等。少食收敛酸涩之物，如乌梅、南瓜、泡菜、杨桃；少食肥甘厚味的食物，亦不可多食冰冷食物；忌食辛辣、咖啡、浓茶等刺激品，尤其在睡眠前。居室应保持安静，禁止喧哗，注意劳逸结合、早睡早起，保证有充足的睡眠时间。

（8）气虚质

【穴位按摩】按摩脾俞（双）、内关、气海、中脘、足三里（双）。均用补法，每穴约 3 分钟，每天两次，早晚各一次，10 天为一疗程。

【膳食保健】应多食具有补脾益气作用的食物，如牛肉、羊肉、鸡肉、太子参、山药、小米、粳米、糯米、扁豆、红薯、鸡蛋、鲢鱼、菜花、胡萝卜、香菇等。

（9）异禀质

【穴位按摩】按摩肺俞、脾俞、肾俞。平补平泻法按摩，每穴约 3 分钟，每天两次，早晚各一次，10 天为一疗程。

【膳食保健】以健脾补肾，补养先天、后天为基础，以四君子汤、玉屏风散、六味地黄丸加减，根据患者具体症状进行加减。

六、医疗保健诊疗信息管理

按照妇科保健质量与安全管理要求，建立中医妇科保健质量与安全监测指标，定期收集、分析，发现问题，及时采取措施，持续改进。具体监测指标见表 8-5。

表8-5　中医妇科保健质量与安全监测指标

指标名称	计算公式	数据来源	监测频率
服务对象满意率（%）	服务满意人数 / 调查总人数 ×100%	满意度调查	月
不良事件上报件数		不良事件登记	月
转诊人次		转诊登记	月
转介人次		转介登记	月
提供中医会诊人次		会诊记录单	年
中药占处方的比例（%）	中药处方数 / 同期全部处方数 ×100%	HIS 系统	月
随访率（%）	随访人次 / 服务人次 ×100%	随访记录单	月

注：HIS 系统即医院信息系统。

七、案例分析

（一）痛经的治疗与处理

1．病情介绍

患者，25岁，14岁初潮，既往月经规律，4 ～ 5/30天，量中，色红，痛经剧烈，喜温按，伴肛门坠胀，甚至恶心、呕吐，有时需服用止痛药。余无不适，纳眠可，二便调，舌质红，苔薄黄，脉沉细。辅助检查：B超示子宫及卵巢均正常。诊断：痛经。遂予以暖宫散寒中药治疗及脐疗，于10月10日例行来科室治疗后，发现腹部肚脐以下出现6.3 cm × 5.6 cm范围的散在水疱，伴有液性渗出，部分区域出现皮肤破损，皮肤猩红，伴瘙痒。患者及家属表示强烈不满，要求对其相应症状进行处理，并要求赔偿且停止脐疗。向患者及家属反复解释，对其皮损外敷红霉素，并对大水疱挑刺后做出相应处理，最终患者同意继续来我科进行脐疗。待皮损恢复后，继续予以中药常规口服治疗及脐疗3个月，患者痛经较前明显减轻。此后，患者间断性进行治疗。随访1年，痛经未再复发。

2．分析总结

（1）中医治疗痛经是保守治疗的首选方法，尤其是对于长期痛经以及痛经剧烈的患者而言。痛经在规范化的中医综合治疗下其症状是可以缓解的。脐疗配合中药，疗效倍增。

（2）在采用脐疗治疗痛经的过程中，可能由于脐部皮肤娇嫩，或因药物刺激性较强，加上脐疗温度过高造成烫伤，伴有局部过敏反应、灼热或疼痛等。由于家属对脐疗过程中的风险认知度低，在治疗前需详细沟通脐疗可能出现的风险并签署知情同意书。

（3）治疗前医务人员应充分告知患者注意事项，在操作中要特别留意皮肤的颜色改变和表面温度，避免烫伤。一旦发生烫伤，患者应立即报告医务人员，立即去药；轻者可自行消退，如发生皮肤水疱，用消毒针挑破，并做消毒，积极观察处理。在本案例中，通过医生与患者本人及家属进行有效沟通，中医脐疗及时介入，为病后痊愈起到积极促进作用。

（二）治疗不孕症 / 月经后期成功妊娠的方法与处理

1．病情介绍

患者婚后2年未避孕而未孕，拟行辅助生殖。患者月经欠规则，月经推迟2个月，甚至3个月1行，需要服用戊酸雌二醇 / 雌二醇环丙孕酮片（克龄蒙）方可来潮，曾被诊断为DOR（卵巢储备功能下降）。平素月经量偏少，色暗有块，无痛经，本次月经（LMP）2018年6月5日。经期腰酸甚，经前乳胀。舌紫黯，苔薄白，脉沉细。遂于我院行内分泌复查：抗米勒管激素（AMH）$<$ 1.26 μg/L，FSH 27 IU/L，LH 32 IU/L，E2 120 pmol/L。建议患者行中药及穴位埋线联合治疗，并嘱其可尝试自然受孕，另一方面积极做好辅助生殖前准备事宜。患者表示知情并了解病情，予以中药常规口服治疗配合穴位埋线治疗4个月，并于同年11月自然受孕成功，于次年7月剖宫产一男婴。

2．分析总结

（1）DOR在规范化的中医综合治疗下其症状是可以缓解的，甚至可以逆转。中医科医生通过耐心讲解及对患者病情进行说明，不放弃自然受孕的机会，提高患者及家属接受进一步治疗的依从性，最终通过中药配合穴位埋线，改善其症状。

（2）中医治疗卵巢储备功能低下是保守治疗的首选方法，越早治疗越好。在穴位埋线治疗卵巢储备功能低下的过程中，比较重要的是对穴位的选择和把握。但穴位埋线也相对存在一些隐患：埋线过程中，不可避免地会扎到毛细血管，出针后有出血、红肿、淤血现象，这属正常现象，1 ~ 2 周后就会自行消失；有个别敏感穴位（下肢或小腹）出现的小肿块未吸收，是线体在皮下形成的小包块，其对穴位刺激时间会延长，一般可在半月左右消退，可能引起活动行走时下肢酸痛，行走不便，出现跛行。

（3）由于患者及家属对穴位埋线过程中的风险认知度低，在治疗前需详细沟通穴位埋线可能出现的风险并签署知情同意书。在本案例中，通过医生与患者本人及家属进行有效沟通，中医穴位埋线及时介入，对病后痊愈及最终成功妊娠起到积极促进作用。

附录

附录8-1 中医治疗室穴位埋线患者知情同意书

姓名：	性别：	年龄：	病历号/诊疗卡号：
临床诊断：			

由于各种医学治疗方法均具有一定的风险，以及疾病本身的转归及预后、个人体质特殊性等原因，患者在治疗或住院期间可能发生以下并发症或意外情况，虽然发生率很低，但是不能完全避免。中医科医生将根据患者的病情及体质制定出科学合理的治疗方案，在治疗或住院期间尽量避免这些并发症或意外情况的发生。为切实保证治疗的顺利进行，特向患者及家属说明，在埋线治疗过程中有可能出现的情况：

1. 穴位埋线是长效针刺的一种方法，是将可自行吸收的蛋白线埋入穴位中，从而持久刺激穴位，加强反射，以达到疏通经络、调节气血、平衡阴阳的作用，一次埋线相当于半月针刺作用。埋线适用于反复呼吸道感染、过敏性鼻炎、便秘、肥胖、痤疮等病症，一般6次为一疗程，半月一次。
2. 埋线治疗效果直接受多种因素（患者疾病性质、病程、个人体质差异、合并症、治疗周期、积极性、配合程度）的影响，可能达不到患者及家属的期望值。
3. 埋线治疗过程中，由于疾病的自然进展出现病情和症状复发、加重及在治疗过程中出现其他新的疾病属于正常现象，非埋线治疗造成。
4. 埋线前应排空小便，埋线后一些穴位局部有酸麻、胀痛的感觉均属正常，一般在3日左右自行消失。有个别敏感穴位（下肢或小腹）出现的小肿块未吸收，是线体在皮下形成的小包块，其对穴位刺激时间会延长，一般可在半月左右消退；同时也有可能出现酸麻、胀痛的感觉持续延长，甚至下肢活动受限（跛行），不用处理，需1周好转。
5. 埋线过程中，医生不可避免会扎到毛细血管，出针后有出血、红肿、瘀血现象，属正常现象，1 ~ 2周后就会自行消失。
6. 在穴位埋线前确认患者无羊肠线不良反应的病史。埋线为异物植入，某些患者可能出现过敏反应，埋线局部出现红、肿、热、痛，重者出现埋线处脂肪液化，线体溢出；不排除患者有可能出现全身反应，表现为埋线后4 ~ 24小时内体温上升，一般为38℃，局部无感染表现。
7. 由于埋线为异物植入，不排除感染可能。
8. 埋线当日不能洗澡或游泳，皮肤要求清洁干燥；埋线1周内不宜吃海鲜、辛辣刺激性食品，饮食清淡。

谈话医生签名：__________ 签名时间：____ 年 __ 月 __ 日 __ 时 __ 分

本人经医师详细说明病情及穴位埋线治疗方法后，出于自愿并在完全认知的情况下，同意选择埋线治疗，愿意积极配合治疗，了解上述情况并承担相应风险。

患者签名：________ 签名时间：____ 年 __ 月 __ 日 __ 时 __ 分

被委托人签名：________ 与患者关系：_______ 签名时间：____ 年 __ 月 __ 日 __ 时 __ 分

附录8-2　中医治疗室姜疗患者知情同意书

姓名：　　　　　　　性别：　　　　　　年龄：　　　　　　病历号/诊疗卡号：

临床诊断：

由于各种医学治疗方法均具有一定的风险，以及疾病本身的转归及预后、个人体质特殊性等原因，患者在治疗或住院期间可能发生以下并发症或意外情况，虽然发生率很低，但是不能完全避免。中医科医生将根据患者的病情及体质制定出科学合理的治疗方案，在治疗或住院期间尽量避免这些并发症或意外情况的发生。为切实保证治疗的顺利进行，特向患者及家属说明，在脐疗、八髎灸、督灸等姜疗治疗过程中有可能出现的情况：

1. 脐疗、八髎灸、督灸等治疗是以温热药物借助艾姜等引药起到温经散寒、疏通经络、调节阴阳的作用。姜疗是治疗胃寒、小腹冷痛、风寒感冒、寒咳、过敏性鼻炎、强直性脊柱炎、颈项疼痛、痛经等寒性疾病的有效疗法。
2. 姜疗的治疗效果，直接受多种因素（患者疾病性质、病程、个人体质差异、合并症、治疗周期、积极性、配合程度）的影响，可能达不到患者及家属的期望值。
3. 姜疗前应排空小便。脐疗、八髎灸、督灸等姜疗者在治疗期间内皮肤局部应温热适宜，如在姜疗过程中皮肤出现灼热难耐感，应及时告知医护人员，以便调节温度，避免灼伤。
4. 姜疗期间禁止玩手机及扭动身体，不能睡觉，否则姜末及灸灰掉落，可能引起皮肤烫伤或烧坏床单，一切风险和后果由患者及家属承担。
5. 姜疗过程中或治疗结束时，患者及家属不得擅自取动姜末，否则所造成的一切风险和后果由患者及家属自行承担。
6. 姜疗后，有可能会出现红印等色素沉着（皮肤潮红）、皮疹，甚至出现水疱等，均属正常情况，1周内可自行缓解，不用特殊处理。有较大水疱者及红肿严重者及时来医院就诊。
7. 姜疗当日不能洗澡或游泳，注意保暖，避免吹风和淋雨。
8. 姜疗期间禁食生冷、海鲜、辛辣刺激性食物。

谈话医生签名：__________ 签名时间：____ 年 __ 月 __ 日 __ 时 __ 分

本人经医师详细说明病情及治疗方法后，出于自愿并在完全认知的情况下，同意选择姜疗，愿意积极配合治疗，了解上述情况并承担相应风险。

患者签名：________ 签名时间：____ 年 __ 月 __ 日 __ 时 __ 分

被委托人签名：________ 与患者关系：______ 签名时间：____ 年 __ 月 __ 日 __ 时 __ 分

附录8-3　中医治疗室拔罐及刮痧患者知情同意书

姓名：	性别：	年龄：	病历号/诊疗卡号：
临床诊断：			

由于各种医学治疗方法均具有一定的风险，以及疾病本身的转归及预后、个人体质的特殊性等原因，患者在治疗或住院期间可能发生以下的并发症或意外情况，虽然发生率很低，但是不能完全避免。中医科医生将根据患者的病情及体质制定出科学合理的治疗方案，在治疗或住院期间尽量避免这些并发症或意外情况的发生。为切实保证治疗的顺利进行，特向患者及家属说明，在拔罐及刮痧治疗过程中有可能出现的情况：

1．拔罐是将罐制工具扣拔在人体的穴位上，利用产生的负压，形成局部瘀血；当罐体在体表进行反复刮动、摩擦时，皮肤局部出现红色或暗红色粟粒状出血点等“出痧”变化，达到活血透痧的作用，称为“刮痧”。拔罐及刮痧可达到疏通人体经络、通畅气血、消肿止痛、调理人体阴阳平衡、祛风拔毒、驱寒除湿的目的，以此获得预防及治疗疾病的效果。
2．拔罐及刮痧的治疗效果直接受多种因素（患者疾病性质、病程、个人体质差异、合并症、治疗周期、积极性、配合程度）的影响，可能达不到患者及家属的期望值。
3．在治疗过程中，可能发现需要进行进一步检查，若患者拒绝进一步行必要的辅助检查，并强烈要求先行治疗，经医生劝说无效，一切风险和后果由患者及家属承担。
4．拔罐或走罐出痧后，有可能会出现皮肤瘙痒、表皮脱落，并且有潮红、紫红、紫黑、暗红等色印、色素沉着，甚至出现水疱、血疱等，均属正常情况。
5．火罐、刮痧均会使皮肤表面产生疼痛，属正常现象。
6．治疗过程中若患者不配合或发现患者病情不适合行康复理疗，则随时中止治疗。
7．行动不便及神志欠佳的患者在治疗期间必须有家属陪同。
8．患者既往患有高血压、心脏病、糖尿病、肝肾功能不全、皮肤过敏、静脉血栓等，拔罐及刮痧时间不宜过长；在空腹、饮酒、过饱、血压异常、体质虚弱等情况下禁止刮痧及拔罐。
9．出痧后1天以内不能洗澡，注意保暖，避免吹风及淋雨。在夏季刮痧后，忌吹空调；冬季刮痧后应注意保暖，避免受凉。
10．在罐印及出痧没有消除的情况下，尽量不要再二次拔罐及刮痧。

谈话医生签名：__________　签名时间：____年__月__日__时__分

本人经医师详细说明病情及治疗方法后，出于自愿并在完全认知的情况下，同意选择拔罐/刮痧治疗，愿意积极配合治疗，了解上述情况并承担相应风险。

患者签名：________　签名时间：____年__月__日__时__分

家长签名：________　与患者关系：_______　签名时间：____年__月__日__时__分

附录8-4　锐器伤应急注意流程图

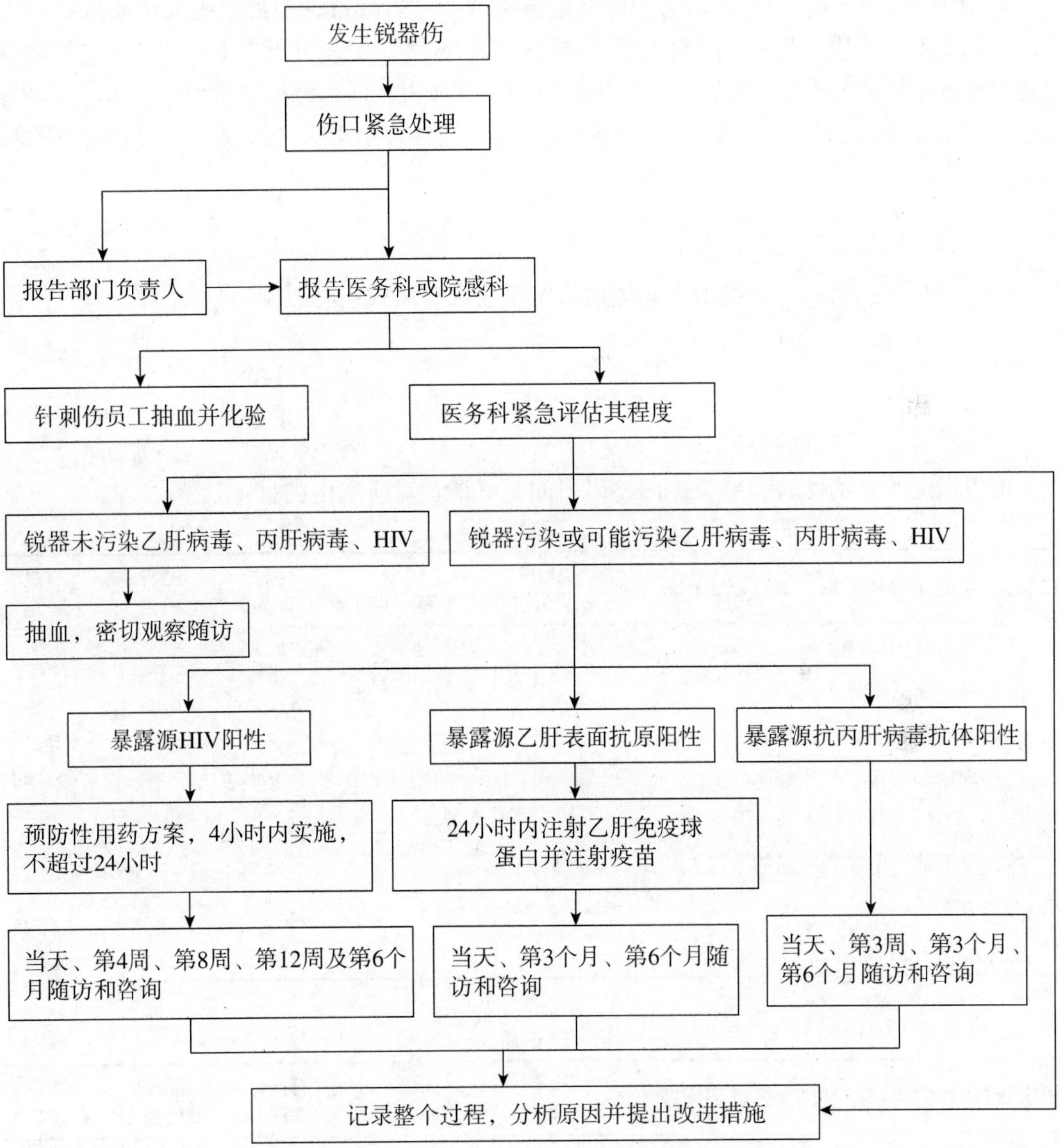

附录8-5　中医妇科体质辨识表

采用中华中医药学会发布的《中医体质分类与判定》标准，参照“中医体质调查量表”制定“妇女中医体质及健康状况自填式问卷”供同行参考，此表可根据本地的特点进行调整。患者根据近1年情况进行填写，由医生审核后录入计算机软件。每种体质得分≥40分结果为“是”，得分≥30分而<40分结果为“倾向是”，<30分结果为“否”，得到患者体质辨识结果。

妇女中医体质及健康状况自填式问卷

姓名：　　　　　　　　性别：　　　　　　　　年龄：

诊疗卡号：　　　　　　　　　　　　　　　　　填表日期：

请根据近1年的体验和感觉，回答以下问题（请在对应空格内打✓）。

平和质

根据近1年的体验和感觉，回答以下问题	从不（没有过）	很少（有一点）	有时（有些）	经常（相当）	总是（非常）
1. 您容易失眠吗？					
2. 您容易忘事（健忘）吗？					
3. 您容易疲乏吗？					
4. 您感到闷闷不乐、情绪低沉吗？					
5. 您比一般人耐受不了寒冷（冬天的寒冷，夏天的冷空调、电扇等）吗？					
6. 您精力充沛吗？					
7. 您能适应外界自然和社会环境的变化吗？					

阴虚质

根据近1年的体验和感觉，回答以下问题	从不（没有过）	很少（有一点）	有时（有些）	经常（相当）	总是（非常）
1. 您感到手脚心发热吗？					
2. 您口唇的颜色比一般人红吗？					
3. 您感到口干咽燥、总想喝水吗？					
4. 您面部（两颧）潮红或偏红吗？					
5. 您容易便秘或大便干燥吗？					
6. 您感到眼睛干涩吗？					
7. 您皮肤、口唇干吗？					
8. 您感到身上、脸上发热吗？					

阳虚质

根据近1年的体验和感觉，回答以下问题	从不（没有过）	很少（有一点）	有时（有些）	经常（相当）	总是（非常）
1．您受凉或吃（喝）凉东西后容易腹泻（拉肚子）吗？					
2．您受凉或吃（喝）凉东西会感到不舒服或怕吃（喝）凉东西吗？					
3．您感到怕冷、衣服比别人穿得多吗？					
4．您手脚发凉吗？					
5．您比一般人耐受不了寒冷（冬天的寒冷，夏天的冷空调、电扇等）吗？					
6．您比别人容易患感冒吗？					
7．您胃脘部、背部或腰膝部怕冷吗？					

气虚质

根据近1年的体验和感觉，回答以下问题	从不（没有过）	很少（有一点）	有时（有些）	经常（相当）	总是（非常）
1．您喜欢安静、懒得说话吗？					
2．您容易头晕或站起来眩晕吗？					
3．您容易心慌吗？					
4．您容易气短（呼吸短促，接不上气）吗？					
5．您容易疲乏吗？					
6．您比别人容易患感冒吗？					
7．您活动量稍大就容易出虚汗吗？					
8．您说话声音低弱无力吗？					

湿热质

根据近1年的体验和感觉，回答以下问题	从不（没有过）	很少（有一点）	有时（有些）	经常（相当）	总是（非常）
1．您大便黏滞不爽、有解不干净的感觉吗？					
2．您容易生痤疮或疮疖吗？					
3．您小便时尿道有发热感、尿色浓（深色）吗？					
4．您带下色黄（白带颜色发黄）吗？					
5．您感到口苦或嘴有异味吗？					
6．您面部或鼻部有油腻或油亮发光吗？					

血瘀质

根据近1年的体验和感觉，回答以下问题	从不（没有过）	很少（有一点）	有时（有些）	经常（相当）	总是（非常）
1. 您两颧部有细微红血丝吗？					
2. 您口唇颜色偏暗吗？					
3. 您容易忘事（健忘）吗？					
4. 您容易有黑眼圈吗？					
5. 您的皮肤在不知不觉中会出现青紫瘀斑（皮下出血）吗？					
6. 您身体上有哪里疼痛吗？					
7. 您面色晦暗或容易出现褐斑吗？					

痰湿质

根据近1年的体验和感觉，回答以下问题	从不（没有过）	很少（有一点）	有时（有些）	经常（相当）	总是（非常）
1. 您上眼睑比别人肿（上眼睑有轻微隆起的现象）吗？					
2. 您嘴里有黏黏的感觉吗？					
3. 您平时痰多，特别是喉部总感到有痰堵着吗？					
4. 您感到胸闷或腹部胀满吗？					
5. 您感到身体沉重、不轻松或不爽快吗？					
6. 您有额部油脂分泌多的现象吗？					
7. 您腹部肥满松软吗？					
8. 您舌苔厚腻或者有舌苔厚厚的感觉吗？					

气郁质

根据近1年的体验和感觉，回答以下问题	从不（没有过）	很少（有一点）	有时（有些）	经常（相当）	总是（非常）
1. 您咽部有异物感，且吐之不出、咽之不下吗？					
2. 您多愁善感、感情脆弱吗？					
3. 您容易感到害怕或者受到惊吓吗？					
4. 您容易精神紧张、焦虑不安吗？					
5. 您感到闷闷不乐、情绪低沉吗？					
6. 您胁肋部或乳房胀痛吗？					
7. 您无缘无故叹气吗？					

异禀质

根据近1年的体验和感觉，回答以下问题	从不（没有过）	很少（有一点）	有时（有些）	经常（相当）	总是（非常）
1．您没有感冒也会打喷嚏吗？					
2．您没有感冒也会鼻塞、流涕吗？					
3．您有因季节变化、温度变化或异味等原因而咳喘的现象吗？					
4．您容易过敏（对药物、食物、气味、药粉、季节交替、气候变化）吗？					
5．您的皮肤容易起荨麻疹（风团、风疹块、风疙瘩）吗？					
6．您的皮肤因过敏出现过紫癜（紫红色瘀点、瘀斑）吗？					
7．您的皮肤一抓就会红，并出现抓痕吗？					

备注：计分方法为“从不”1分、“很少”2分、“有时”3分、“经常”4分、“总是”5分。
分值计算：原始分＝各个条目的分值相加。转化分数＝［（原始分－条目数）/（条目数 ×4）］×100。以转化分数作为最后的评判分值。

参考文献

[1] 金曦，罗荣．妇幼保健质量与安全管理——孕产期保健［M］．北京：人民卫生出版社，2015：45-57.

[2] 罗荣，金曦．妇幼保健质量与安全管理——儿童保健［M］．北京：人民卫生出版社，2019：272-294.

[3] 谈勇．中医妇科学［M］．北京：中国中医药出版社，2016：56-282.

[4] 石学敏．针灸学［M］．北京：中国中医药出版社，2002：273-280.

[5] 俞大方．推拿学，上海：上海科学技术出版社，2016：211-234.

[6] 中华中医药学会．中医体质分类与判定［M］．北京：中国中医药出版社，2009：6-7.